Handbuch zur
Entwicklung regionaler Leitlinien

Impressum

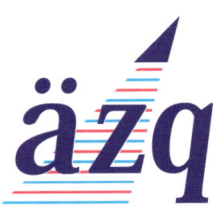

Herausgeber

Ärztliches Zentrum für Qualität in der Medizin – ÄZQ, Berlin
PMV forschungsgruppe an der Universität zu Köln
Leitliniengruppe Hessen – Hausärztliche Pharmakotherapie

Autorenteam

Dr. rer. soc. Ingrid Schubert (PMV forschungsgruppe)
Monika Lelgemann MSc (ÄZQ)
Dr. med. Hanna Kirchner (IQWIG, ehemals ÄZQ)
Prof. Dr. phil. Christian von Ferber (Düsseldorf)
PD Dr. med. Liselotte von Ferber (Düsseldorf)
Prof. Dr. rer. nat. Dr. med. Günter Ollenschläger (ÄZQ)

Mitarbeiter

Mitglieder der Leitliniengruppe Hessen: Drs. F. W. Bergert, D. Conrad, K. Ehrenthal,
J. Feßler, J. Gross, K. Gundermann, B. Kluthe, W. LangHeinrich, A. Liesenfeld,
P. G. Loew, E. Luther, R. Pchalek, J. Seffrin, A. Sterzing, H. J. Wolfring, U. Zimmermann

Kooperationspartner

Dr. med. H. Herholz, KV Hessen, Frankfurt

Anmerkung

Der besseren Lesbarkeit halber haben wir im Text immer die männliche Form
(z. B. Arzt, Mitarbeiter, Patient) verwendet. In diese Bezeichnung sind jedoch
Männer und Frauen gleichermaßen eingeschlossen.

Kontakt

Ärztliches Zentrum
für Qualität in der Medizin
Wegelystr. 3, Herbert-Lewin-Platz
10623 Berlin
Telefon +49 (0)30 4005 2500
Telefax +49 (0)30 4005 2555
E-mail   mail@azq.de
Internet http://www.azq.de

ISBN

bis 31.12.2006: 3-9811002-4-7
ab 01.01.2007: 978-3-9811002-3-5

Herstellung

Books on Demand GmbH, Norderstedt.
1. Auflage 2006

Inhaltsverzeichnis

Anhang

Anhang 1:
Evidenzklassifizierung / Empfehlungsgraduierung (Beispiel)
Anhang 2:
Checkliste zur Beurteilung der methodischen Qualität
randomisierter kontrollierter Studien (Beispiel)
Anhang 3:
Checkliste zur Beurteilung der methodischen Qualität
von systematischen Übersichtsarbeiten (Beispiel)
Anhang 4:
Deutsches Instrument zur methodischen Leitlinien-
Bewertung (DELBI) / Fassung 2005/2006
Anhang 5:
Unabhängigkeitserklärung (Beispiel)
Anhang 6:
Report zur Leitlinie »Therapie der stabilen Angina pectoris
und der asymptomatischen koronaren Herzkrankheit«
(Version 2.02, Oktober 2004)

Abbildungsverzeichnis

Tabellenverzeichnis

1 Vorwort

Dieses Handbuch zur regionalen Leitlinienentwicklung ist ein Ergebnis eines vom Bundesministerium für Gesundheit (vormals Bundesministerium für Gesundheit und Soziale Sicherung) geförderten Projektes zur Implementierung von Leitlinien in der hausärztlichen Versorgung[1]. Das Projekt wurde gemeinsam vom Ärztlichen Zentrum für Qualität in der Medizin (ÄZQ) und der PMV forschungsgruppe in Kooperation mit der »Leitliniengruppe Hessen – Hausärztliche Pharmakotherapie« durchgeführt und zeigt in exemplarischer Weise, wie evidenzbasierte Handlungsempfehlungen erfolgreich durch die Anwender – hier Hausärzte – entwickelt und umgesetzt werden können. Die Empfehlungen der von der »Leitliniengruppe Hessen« erarbeiteten hausärztlichen Leitlinien stützen sich auf die beste verfügbare Evidenz, berücksichtigen die eigenen klinischen Erfahrungen in angemessener Weise und sind für den eigenen Versorgungsbereich unmittelbar relevant. Auch wird die Forderung, bereits bei der Planung und Entwicklung von Leitlinien deren spätere Verbreitung (Disseminierung) und Anwendung (Implementierung) zu berücksichtigen, hier erfolgreich verwirklicht.

Das vorliegende Handbuch, das ganz wesentlich auf den Erfahrungen der »Leitliniengruppe Hessen« beruht, beschreibt den Zyklus der Leitlinien von der Entwicklung bzw. Adaptation vorhandener Leitlinien an die hausärztlichen Problemstellungen über die Disseminierung und Implementierung bis hin zur Evaluation und Aktualisierung. Das Handbuch ist als Leitfaden und Hilfestellung für Gruppen aus dem ambulanten Bereich konzipiert, die mit der Leitlinienarbeit beginnen wollen und Anregungen für den Arbeitsprozess suchen.

Als Vorlage für dieses Handbuch dienten insbesondere das Leitlinien-Manual des Scottish Intercollegiate Guidelines Network (SIGN 1999) [1], das gemeinsam vom Ärztlichen Zentrum für Qualität in der Medizin und der Arbeitsgemeinschaft der Wissenschaftlichen Medizinischen Fachgesellschaften entwickelte deutsche Leitlinien-Manual [2] und das Slowenische Leitlinien-Manual [3].

Die Herausgeber danken allen, die an der Entstehung des Handbuchs mitgewirkt haben, insbesondere der »Leitliniengruppe Hessen«. Wir sind an Ihren Erfahrungen interessiert. Bitte kommentieren Sie das Handbuch. Senden Sie uns Vorschläge und Hinweise aus ihrer eigenen Leitlinienarbeit. Ihre Kommentare sind uns jederzeit willkommen unter: mail@azq.de.

Für die Autoren
Ingrid Schubert, Monika Lelgemann, Joachim Feßler

---

[1] Projekt »Implementierung interdisziplinärer Leitlinien für wichtige Versorgungsbereiche mit Hilfe des Leitlinien-Clearingverfahrens der Selbstverwaltungskörperschaften im Gesundheitswesen« im Rahmen des Modellprogramms zur Förderung der medizinischen Qualitätssicherung des Bundesministeriums für Gesundheit. Förderzeitraum: 1. Mai 2000 bis 30. April 2003.
Siehe hierzu: Abschlussberichte unter http://www.azq.de/projekte/implementierung/view
http://www.pmvforschungsgruppe.de/content/02_forschung/2_b_leitlinien_3.htm

2 Einführung

2.1 Medizinische Leitlinien

Nach der allgemein akzeptierten Definition des US-amerikanischen Institute of Medicine handelt es sich bei Leitlinien um »systematisch entwickelte Entscheidungshilfen für Leistungserbringer und Patienten über die angemessene Vorgehensweise bei speziellen Gesundheitsproblemen« [4]. Hauptziel medizinischer Leitlinien ist es, unter Berücksichtigung der vorhandenen Ressourcen gute klinische Praxis zu fördern und die Öffentlichkeit darüber zu informieren. Zudem trägt die angemessene Nutzung von Leitlinien im Idealfall zu einer Effizienzsteigerung und damit zur Kostendämpfung im Gesundheitswesen bei [5; 6].

Leitlinien bündeln das umfangreiche Wissen aus klinischer Erfahrung und wissenschaftlicher Evidenz, klären gegensätzliche Standpunkte und definieren unter Abwägung von Nutzen und Schaden das derzeitige Vorgehen der Wahl, ohne dabei das erwünschte Outcome (Morbidität, Mortalität, Patientenzufriedenheit, Lebensqualität, etc.) außer Acht zu lassen [7]. Damit bieten sie Anhaltspunkte für die Sicherung oder Verbesserung der existierenden Qualität.

Leitlinien unterscheiden sich von systematischen Übersichtsarbeiten und HTA-Berichten (Health Technology Assessment) durch ihre primäre Zielsetzung, klinisch tätigen Ärzten explizit ausformulierte, konkrete Entscheidungshilfen bereitzustellen [8; 9].

Leitlinien sind weder als Anleitung für eine so genannte »Kochbuchmedizin« zu verstehen, noch stellen sie die Meinungen einzelner Fachexperten dar. In Abgrenzung zu der Fülle an Entscheidungshilfen für den einzelnen Leistungserbringer im Gesundheitswesen (Lehrbücher, Originalpublikationen, Übersichtsartikel, etc.) ist das Besondere an Leitlinien darin zu sehen, dass die Sicherung der individuell angemessenen medizinischen Versorgung nicht intuitiv und aufgrund von impliziten und intransparenten Handlungsmaximen erfolgt, sondern auf der Grundlage wissenschaftlicher Erkenntnisse anhand von systematisch entwickelten und konsentierten Handlungsempfehlungen [10]. Im Gegensatz zu verbindlichen Richtlinien (z. B. von Arbeitsanweisungen im klinischen oder von Richtlinien der Bundesausschüsse der Ärzte und Krankenkassen im vertragsärztlichen Bereich) sind diese Leitlinien als Handlungskorridore zu verstehen, die auf dem Prinzip der Freiwilligkeit beruhen und eine Entscheidungsunterstützung darstellen [6].

Darüber hinaus können aus Leitlinien Indikatoren für Struktur-, Prozess- und Ergebnisqualität abgeleitet werden, an denen die Qualität der Versorgung gemessen werden kann. Dieser Soll-Ist-Vergleich ist zum einen hilfreich für die einzelnen Entscheidungen des Arztes mit seinem Patienten, kann aber auch bei entsprechender Dokumentation und Darlegung im Rahmen des externen Qualitätsmanagements im Sinne eines Leistungsvergleiches genutzt werden [11; 12].

Der günstige Einfluss von Leitlinien auf die Prozess- und Ergebnisqualität im Gesundheitswesen ist mittlerweile ausreichend wissenschaftlich belegt [13]. Allerdings hängt die Wirksamkeit von Leitlinien von zahlreichen Faktoren ab, die insbesondere die Zuverlässigkeit der Empfehlungen und die Akzeptanz durch die Anwender beeinflussen [14; 15]. Ein zentrales Kriterium ist dabei die Validität (Gültigkeit) der Aussagen, welche entscheidend vom Aufwand und der Sorgfalt abhängig ist, die bei ihrer Entwicklung betrieben werden.

Für die Erarbeitung von Leitlinien und auch für die Adaption von vorhandenen Leitlinienempfehlungen für den eigenen Versorgungsbereich sind die Beachtung der folgenden Punkte unerlässlich:

- Die Zusammensetzung der Leitlinien-Autorengruppe: An der Erstellung einer Leitlinie sollten die von den Empfehlungen im wesentlichen Betroffenen (die mit der Thematik befassten Fachdisziplinen und Patienten) beteiligt werden.

- Die Auswahl, Darlegung und Eingrenzung des Versorgungsproblems: Je nach Zusammensetzung der Leitliniengruppe und ihrer Adressaten kann ein und dasselbe Versorgungsproblem - je nach Versorgungsbereich - unterschiedliche professionelle Entscheidungsprobleme aufwerfen und entsprechend unterschiedliche Lösungsstrategien (Empfehlungen) erfordern (z. B. Berücksichtigung der Schnittstelle Krankenhaus - ambulante Versorgung; Hausarzt - ambulante Pflege). Die Definition des zu bearbeitenden Versorgungsproblems muss als ein erster Schritt in der Leitliniengruppe erfolgen.
- Die systematische Recherche und Auswahl der Quellen aus Wissenschaft und Praxis (die so genannte Evidenz) für die Fragestellungen einer Leitlinie: Leitlinien, die auf der Grundlage unsystematischer Literaturrecherchen erstellt oder ausschließlich als Resultat von Expertenkonsens zustande gekommen sind, werden international als unzureichend bewertet. Ihre besondere Schwäche liegt häufig in der mangelnden Berücksichtigung und unausgewogenen Würdigung des aktuellen Stands der medizinischen Wissenschaft und Erfahrung [16].
- Die systematische und transparente Herleitung des in einer Leitlinie empfohlenen Vorgehens aus der vorhandenen Evidenz mit expliziter Dokumentation des Zusammenhangs zwischen der jeweiligen Empfehlung und der zugehörigen Evidenz [17].
- Die Auswahl der evidenzbasierten Schlüsselempfehlungen einer Leitlinie mit Hilfe formalisierter Konsensverfahren [18].

2.2   Die Entwicklung von Leitlinien in Deutschland

Auch in Deutschland haben medizinische Leitlinien in den letzten Jahren eine zunehmende Bedeutung erlangt,
- als Instrumente des Qualitätsmanagements zur Verbesserung und Sicherung der medizinischen Versorgung,
- in der Definition medizinischer Standards,
- als Grundlage strukturierter Behandlungsprogramme,
- um Wirtschaftlichkeitsreserven in der Gesundheitsversorgung aufzuzeigen.

Bei der großen Anzahl an Leitlinien und Empfehlungen ist es für den Ungeübten fast unmöglich den Überblick zu behalten. Die von den unterschiedlichsten Interessenkreisen herausgegebenen Leitlinien unterscheiden sich aber zum Teil gravierend hinsichtlich ihrer Zielsetzung und Entwicklungsstrategie.

Zurzeit wird bei der Leitlinienerstellung ein Verfahren bevorzugt, bei dem explizit und systematisch nach einschlägiger Evidenz gesucht wird, um alle zentralen Fragen (Schlüsselfragen), die in der Leitlinie angesprochen werden, zu beantworten. In einem zweiten Schritt werden die Empfehlungen auf der Basis der besten verfügbaren wissenschaftlichen Belege, unter Berücksichtigung Patienten relevanter Outcomekriterien, der Anwendbarkeit der Studienergebnisse sowie möglichst einer Nutzen-Risiko Abwägung der empfohlenen Maßnahme formuliert. Noch werden allerdings viele Leitlinien veröffentlicht, die den international und national anerkannten Standards nicht entsprechen [19].

Neben formalen Qualitätsdefiziten fehlt den Leitlinien häufig der Adressatenbezug. So bedeutet es einen Unterschied, ob eine Leitlinie die hausärztliche Versorgung von Patienten mit einem bestimmten Beschwerdebild oder die Versorgung an einer Universitätsklinik abbilden soll. Auch Leitlinien erfordern eine Form von »Kundenorientierung / Zielgruppenorientierung«. Hierin liegt eine Stärke von Leitlinien, die auf regionaler Ebene von Anwendern mit entwickelt werden.

2.2.1 Leitlinien in der strukturierten medizinischen Versorgung

In der strukturierten Versorgung (z. B. in Praxisnetzen) spielen Leitlinien eine zentrale Rolle. So sind beispielsweise evidenzbasierte Leitlinien im SGB V § 137f [20] als wesentliches Element von Disease-Management-Programmen definiert worden. Neben der Bereitstellung evidenzbasierter Information zu der Erkrankung und deren Therapie sollen sie die Schnittstellen zur Mit- und Weiterbehandlung definieren. Die Beteilgung an Disease-Management-Programmen und auch an anderen Projekten der integrierten Versorgung erfordert daher ausreichende Anwendungskenntnisse der in den jeweiligen Vertragsstrukturen festgelegten Mindestanforderungen und zugrunde gelegten Leitlinien einschließlich der Praxisversionen und Patienteninformationen. Strukturierte Behandlungsprogramme sollten auf einheitliche Empfehlungen gestützt werden, für die in Deutschland die notwendigen evidenzbasierten Konsensusleitlinien bislang nicht in jeder Hinsicht zur Verfügung stehen.

Das Programm für Nationale-Versorgungsleitlinien (NVL), welches in gemeinsamer Trägerschaft der Bundesärztekammer, der Arbeitsgemeinschaft der Wissenschaftlichen Medizinischen Fachgesellschaften und der Kassenärztlichen Bundesvereinigung steht, hat unter anderem den Anspruch, mit den Nationalen Versorgungsleitlinien die inhaltliche Grundlage für strukturierte Behandlungsprogramme zu schaffen. Bei der Formulierung der Empfehlungen steht daher der Konsens aller an der Versorgung der jeweiligen Patienten beteiligten Fachdisziplinen und Berufsgruppen insbesondere zu Sektoren- und Versorgungsbereiche übergreifenden Empfehlungen im Vordergrund [21;22].

2.3 Kontext der Leitlinienentwicklung in Hessen

Die Gründung einer »Arbeitsgruppe Hausärztliche Leitlinien Hessen« geschah in Weiterführung einer grundsätzlichen Entscheidung, die der damalige Vorsitzende der KV Hessen, Dr. Jürgen Bausch, Anfang der 90er Jahre getroffen hatte. Dieser wollte einer Herausforderung der Ärzteschaft durch die Gesundheitspolitik konstruktiv entgegentreten. Die Einführung von Budgets für die Arzneimittelverordnungen zu Lasten der Gesetzlichen Krankenkassen betraf vor allem die Hausärzte und Internisten, von denen die meisten hausärztlich tätig sind. Auf ihre Therapieentscheidungen entfallen mehr als 70% aller Arzneimittelverordnungen. Nach dem jährlich erscheinenden Arzneiver-ordnungsreport [23] weist dieser Anteil eine bemerkenswerte Konstanz auf. Wer die Arzneimittelkosten zu Lasten der Gesetzlichen Krankenversicherung beeinflussen will, um »Wirtschaftlichkeitsreserven zu erschließen« oder die Qualität der Arzneitherapie anzuheben, muss bei dem Verschreibungsverhalten dieser beiden Arztgruppen ansetzen.

Der Vorstoß des Bundesgesundheitsministers, die Kassenärztlichen Vereinigungen und die einzelnen Ärzte für die Kosten der Arzneiverordnungen finanziell zur Verantwortung zu ziehen, stellte die niedergelassenen Ärzte vor das Dilemma: Entweder nachzuweisen, dass sich die therapeutischen Entscheidungen der Vertragsärzte konsequent am »anerkannten Stand der medizinischen

Kenntnisse« orientieren und eine Budgetierung zu einer Rationierung der Leistungen führen würde oder zuzugeben, dass dieses nicht der Fall ist, und damit das Tor für willkürliche Kürzungen des Budgets zu öffnen.

In realistischer Einschätzung dieses Dilemmas initiierte die KV Hessen das Fortbildungs- und Qualitätssicherungsprogramm »rationale und rationelle Pharmakotherapie«, das die Selbstbestimmung der Ärzte über Qualität und Wirtschaftlichkeit ihrer Arzneiverordnungen zu wahren versprach. Das Programm setzte auf die Aktivierung von zwei Elementen professionellen Selbstverständnisses:

1. Die Qualität der hausärztlichen Arzneitherapie ist einer Beurteilung nach wissenschaftlichen Kriterien zugänglich. Diese Kriterien sind lehr- und lernbar, sie unterliegen aber auch einer fortwährenden Veränderung. Der anerkannte Stand in der Arzneitherapie bedarf einer ständigen Überprüfung, um therapeutische Innovationen vom Marketing der Hersteller zu scheiden. Die Mängel in der Verordnungsweise sind daher weitgehend auf die Vernachlässigung der Aus- und Fortbildung in der Pharmakotherapie zurückzuführen. Der Arzneitherapie ist in der continuing medical education eine hohe Priorität einzuräumen.

2. Wie alle Berufe, deren Tätigkeit durch eine wissenschaftliche Ausbildung geprägt ist, messen die Ärzte ihren beruflichen Erfolg nicht allein an den betriebswirtschaftlichen Ergebnissen ihrer Arbeit, sondern auch an dem Nutzen, den ihre Dienstleistungen stiften. Fortbildungsangebote, die die professionelle Qualität sichtbar und die Dienstleistungen wirksamer machen, wirken daher motivierend und können auf eine nachhaltige Beteiligung zählen.

Das Aktionsprogramm »Rationelle und rationale Arzneitherapie« war die Geburtsstunde der hausärztlichen Pharmakotherapie-Qualitätszirkel in Hessen, kurz Pharmakotherapiezirkel (PTZ) genannt. Diese dienen vornehmlich zwei Zielen:

- Den anerkannten Stand medizinischer Kenntnisse über die hausärztliche Arzneitherapie an die Zielgruppe heranzutragen und über die Teilnehmer zu verbreiten. Die PTZs erfüllen eine »informative Funktion« [24].
- Die Verordnungsweise der Zielgruppe im Sinne einer guten hausärztlichen Arzneitherapie zu beeinflussen. Die PTZs erfüllen eine »regulative Funktion« [25], sie sind eine Intervention im Interesse von Qualität und Wirtschaftlichkeit.

Diese Ziele konnten flächendeckend für Hessen nur über den Aufbau einer geeigneten Infrastruktur und durch eine methodisch gut begründete Vorgehensweise angestrebt werden. Die Implementierung der PTZs stellte anspruchsvolle Aufgaben.

Die folgenden Fragen mussten überzeugend beantwortet werden:

1. Welche Themen sind vordringlich?
2. Wie werden die Teilnehmer gewonnen?
3. Wer ist für die Moderation geeignet?
4. Wie soll die Moderation gestaltet und unterstützt werden?
5. Wie sollen die Teilnehmer motiviert werden?
6. Wie sollen die Ergebnisse der PTZs evaluiert werden?

Eine Infrastruktur entsteht nicht aus dem Nichts. Die Entwicklung eines Konzepts kostet Zeit, erfordert die Geduld zur Arbeit am Detail und erwartet die Anwendung wissenschaftlicher Kenntnisse. Die folgenden Bedingungen ergänzten sich und machten die PTZs in Hessen zu einem tragenden Bestandteil der Qualitätssicherung [26].

Die Bezirksstellen organisierten gemeinsam mit der Landesstelle ein Angebot »Beratung geht vor Regress«. Dieses richtete sich primär an die »Hochverordner«, die als erste ins Visier der Budgetierung zu geraten drohten. Dieser Einstieg erwies sich als werbend. Die Berater, in der Pharmakotherapie kompetente Hausärzte, schlossen sich zu einer Gruppe zusammen, um gemeinsam ihre Beratungstätigkeit methodisch zu fundieren. Diese Gruppe von Moderatoren nannte sich »Peer Review Group«. Dieser Schritt führte konsequenter Weise zur Entwicklung von Leitlinien. In Zusammenarbeit mit der Forschungsgruppe Primärmedizinische Versorgung (Leitung bis 2003 PD Dr. med. Liselotte von Ferber) und Prof. Dr. Alberti (Heinrich Heine Universität Düsseldorf) wurde ein wissenschaftlich begründetes Konzept für die PTZs entwickelt. Dieses Konzept wurde zunächst in einem Selbstversuch der Peer Review Group getestet [27; 28].

Die folgenden Vorgehensweisen ergänzten sich zu einem Konzept [28]:
1. Auswahl von Indikationen als ständige Themen der PTZs. Es gab 2 Kriterien für die Auswahl:
   a) Hinweise auf Defizite der hausärztlichen Verordnungen hinsichtlich Wirtschaftlichkeit und Qualität.
   b) Die Defizite mussten an den Verordnungsdaten der Teilnehmer an den PTZs überzeugend belegt werden können.
2. Darstellung und Kommentierung der Verordnungsdaten der Teilnehmer in einer Form, die jeden Teilnehmer persönlich anspricht und sein Interesse an der Fortbildung weckt und fördert.
3. In der Moderation die Gruppendynamik entwickeln [29] mit dem Ziel, unter den Teilnehmern Betroffenheit hervorzurufen und sie zu motivieren, ihre Verordnungsweise (z. B. durch Beobachtung und Erfassung) zu kontrollieren, von den Kollegen in der Gruppe zu lernen und sich Ziele für Qualität und Wirtschaftlichkeit zu setzen (»Prinzip der objektivierenden Selbsterfahrung« [27]).
4. Die Erreichung der Ziele durch Evaluationen zu dokumentieren, um das Konzept an den Erfahrungen weiter zu entwickeln und es an die sich verändernden Rahmenbedingungen anzupassen.
5. Leitlinien zu entwickeln: »Primärärztliches Entscheiden steht nicht nur unter dem Risiko des Kunstfehlers, sondern unter der Unsicherheit, aufgrund unvollständiger Information und begrenzten Wissens handeln zu müssen. Pharmakotherapiezirkel erhöhen die Qualität ärztlichen Entscheidens und therapeutischen Handelns, indem sie bei einem Kernelement für die Gefährdung der Qualität in der primärärztlichen Versorgung, der Unsicherheit ärztlicher Entscheidungsprozesse ansetzen und diese (mit der Verbreitung anerkannten Wissens durch Leitlinien) verringern. Mit der Formulierung von Leitlinien, die der komplexen Zieldimension primärärztlicher Versorgung Rechnung tragen: Qualität, Praxisbedingungen, Patientenerwartungen, Wirtschaftlichkeit, wird ein Fundus »gesicherter primärärztlicher Erkenntnisse« entstehen, die die sozialpolitische Gesetzgebung immer schon als gegeben voraussetzt, ohne Wege dafür zu wissen, wie ein solcher Fundus entstehen könnte« [28].

Am 5. März 1997 gründeten die Moderatoren gemeinsam mit der Forschungsgruppe PMV aus Köln die »Leitliniengruppe Hessen – hausärztliche Pharmakotherapiezirkel« mit dem Ziel, kurze und prägnante Leitlinien für die Pharmakotherapie bestimmter Erkrankungsbilder und Indikationsgruppen für die Qualitätszirkelarbeit bereit zu stellen. In der Leitliniengruppe werden die Erkenntnisse der Evidenzbasierten Medizin und die davon abgeleiteten Handlungsempfehlungen in regionalen – hier: Hessen – »Hausärztlichen Leitlinien« zusammengetragen. Der Bezug zur Evidenzbasierten Medizin wird in einem eigenen Verfahren hergestellt.

Die Kassenärztliche Vereinigung Hessen stellt sämtlichen Ärzten diese Leitlinien regelmäßig zur Verfügung, unabhängig von der Teilnahme an einem Pharmakotherapiezirkel. Dies geschieht auf Grund der Überzeugung, dass Leitlinien und die Beschäftigung mit ihnen gleich in welcher Form, z. B. in Qualitätszirkeln außerhalb der PTZ, eine positive Wirkung entfalten. Ärzte werden auf diesen Informationswegen mit Fragen der Evidenzbasierung, Wirksamkeit und Wirtschaftlichkeit ihrer Verordnungen bekannt gemacht.

Die Hausärztlichen Leitlinien werden im Rahmen der regelmäßigen öffentlichen Informationsveranstaltungen für Pharmakotherapieberater sowie Qualitätszirkelmoderatoren vorgestellt und kritisch diskutiert. Als aktuelles Publikationsorgan dient der Informationsdienst der Kassenärztlichen Vereinigung Hessen: »KVH aktuell – Pharmakotherapie«.

Die Hausärztlichen Leitlinien sind heute ein wesentlicher Bestandteil in der Qualitätssicherung der Pharmakotherapie und der Zirkelarbeit. Die Pharmakotherapiezirkel arbeiten nach dem Konzept der datengestützten Qualitätssicherung, d. h., jeder Teilnehmer erhält zu jedem Sitzungsthema ein schriftliches Feedback über seine Verordnungsgewohnheiten basierend auf der Analyse seiner Verordnungs- und Krankenscheindaten. Dieses individuelle Feedback ist eingebettet in einen als Manual bezeichneten Bericht. Neben der Verordnungsanalyse enthält das Manual einige Angaben zur Epidemiologie und Versorgungssituation der jeweils im Zirkel behandelten Erkrankung, eine Darstellung der in diesem Bereich vorhandenen hausärztlichen Probleme sowie Hinweise zur Arzneimitteltherapie. Für den Erfahrungsaustausch im Zirkel werden in den von der PMV forschungsgruppe begleiteten Zirkeln die Verordnungsdaten der Teilnehmer in anonymisierter Form vergleichend aufbereitet. Es werden die Verordnungsdaten der Teilnehmer jedes Zirkels intern untereinander und extern mit der Leitliniengruppe, als einer per definitionem in der Pharmakotherapie besonders qualifizierten Bezugsgruppe, verglichen. Die Verordnungsanalyse zeigt Indikatoren für Qualität und Wirtschaftlichkeit. Beide Gruppen – Teilnehmer und Moderatoren – können dadurch Abweichungen von den angestrebten Zielen einer rationalen Verordnungsweise erkennen.

Seit 1997 wurden zu den folgenden Themen Therapieleitlinien erarbeitet
(siehe auch www.leitlinien.de), die regelmäßig aktualisiert werden:
- Arzneimittel im Alter
- Asthma bronchiale und COPD
- Chronischen Herzinsuffizienz
- Diabetes mellitus Typ 2
- Fettstoffwechselstörung
- Hypertonie
- Magen-Darm-Beschwerden
- Schmerz
- Stabile Angina pectoris und
  asymptomatische Koronare Herzkrankheit

- Orale Antikoagulantien (in Arbeit)
- Venöse Thromboembolie (in Arbeit)
- Palliativmedizin (in Arbeit)
- Hausärztliche Gesprächsführung (in Arbeit)

2.4 Über dieses Handbuch

Inhalt und Struktur des Leitlinien-Handbuchs entsprechen den Arbeitsschritten, die durch die Leitlinienautoren der Leitliniengruppe Hessen – Hausärztliche Pharmakotherapie – vollzogen worden sind (siehe hierzu idealtypisch: Abbildung 1), und werden in einzelnen Kapiteln näher erläutert. Einleitend werden die Arbeitsschritte in den Kontext der international und national akzeptierten und konsentierten Qualitätskriterien der Leitlinienentwicklung gestellt.

ABBILUNG 1:
Struktur der Leitlinienentwicklung
modifiziert nach [2]

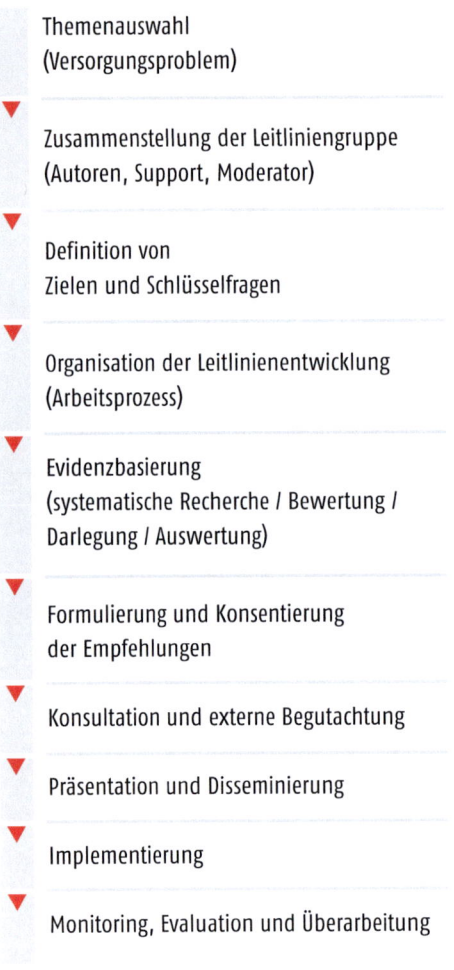

Themenauswahl
(Versorgungsproblem)

Zusammenstellung der Leitliniengruppe
(Autoren, Support, Moderator)

Definition von
Zielen und Schlüsselfragen

Organisation der Leitlinienentwicklung
(Arbeitsprozess)

Evidenzbasierung
(systematische Recherche / Bewertung /
Darlegung / Auswertung)

Formulierung und Konsentierung
der Empfehlungen

Konsultation und externe Begutachtung

Präsentation und Disseminierung

Implementierung

Monitoring, Evaluation und Überarbeitung

Der jeweils folgende KOMMENTAR beschreibt Aspekte der konkreten Umsetzung aus der Perspektive der Leitliniengruppe Hessen, deren Erfahrungen, die typischen Irrwege und Probleme, die sich im Laufe der Arbeit ergeben haben und deren mögliche Lösungsstrategien.

Dabei ist zu berücksichtigen, dass die Leitliniengruppe Hessen explizit das Problem der rationalen und rationellen Arzneitherapie als Ausgangspunkt der Leitlinienarbeit gewählt hat und daher den Fokus der hausärztlichen Leitlinien auf Empfehlungen zu therapeutischen Interventionen gelegt hat.

Als ergänzende Information haben wir den jeweiligen Kapiteln entsprechende Fragen aus dem »Deutschen Instrument zur Methodischen Leitlinien-Bewertung (DELBI)« zugeordnet [30]. Sie sind am Ende eines Kapitels in einem getrennten Kasten zu finden. Die in DELBI enthaltenen 29 Fragen aus 7 Domänen spiegeln die international und national anerkannten Anforderungen an die methodische Qualität von Leitlinien wider [5; 6; 31; 32]. Das DELBI-Instrument erfüllt im Kontext der Erstellung und Adaptation von Leitlinien auf regionaler Ebene somit zwei Funktionen, zum einen dient es der Beurteilung der methodischen Qualität und somit der Eignung der Quellleitlinien, zum anderen kann es als Orientierung für den Adaptationsprozess als solchen verwendet werden.

Das Handbuch gibt Hilfestellungen für die regionale Leitlinienentwicklung. Es geht nicht darum, die von den großen internationalen Leitlinienagenturen (siehe www.g-i-n.net) herausgegebenen Publikationen zu kopieren und in neuem Layout zu veröffentlichen. Es geht vielmehr darum, den Prozess der Entwicklung von regionalen Handlungsanleitungen zu strukturieren und planbar zu machen und auf Fallstricke sowie Unterstützungsmöglichkeiten hinzuweisen.

Die Nutzung von Quellleitlinien bietet einen guten Ausgangspunkt für die Leitlinienarbeit auf regionaler Ebene. Durch die Beschäftigung mit den einzelnen Aussagen vorhandener Leitlinien entsteht bei der Adaptation deren Spezifikation und gleichermaßen eine Identifikation mit den inhaltlichen Empfehlungen der zu erarbeitenden Leitlinie. Auf diese Weise können die Vorteile der anwenderorientierten regionalen Entwicklung mit denen der Entwicklung auf nationaler Ebene in Übereinstimmung gebracht werden.

Die Bedeutung einer solchen regionalen Anpassung internationaler und nationaler Leitlinien für die Implementierung und damit die Wirksamkeit von Leitlinien kann nicht hoch genug eingeschätzt werden.

Dieses Handbuch soll daher zum Nachahmen animieren.

3 Leitlinienentwicklung

3.1 Auswahl eines geeigneten Themas

Die Erstellung und Implementierung von Leitlinien erfordert Zeit und Sachkenntnis. Es ist nicht möglich, Leitlinien in kurzer Zeit und für alle oder auch nur für einen Großteil der Probleme zu erstellen, mit denen Patienten, Leistungserbringer oder Gesundheitspolitiker täglich konfrontiert sind. Entwicklung und Implementierung von Leitlinien sind außerdem mit hohen Kosten verbunden [19]. Deshalb bedarf es einer sorgfältigen Priorisierung der Leitlinienthemen. Aus Gründen der Akzeptanz sollte die Entscheidung für die Bearbeitung einer bestimmten Problemstellung nach einem transparenten Verfahren im Konsens mit allen Beteiligten erfolgen [33; 34]. Zudem sollte sichergestellt sein, dass das Thema für alle an der Erarbeitung Beteiligten von hoher Relevanz ist, d. h. den eigenen Praxisalltag betrifft. Für lokale Leitliniengruppen ist der letztgenannte Punkt der »Relevanz für alle Beteiligten« von besonderer Bedeutung. Nur unter der Voraussetzung, dass das Thema den eigenen Praxisalltag betrifft, wird ein entsprechendes Engagement der Gruppe gegeben sein und nur bei tatsächlich für die Beteiligten relevanten Fragen lässt sich eine Anwendung der Leitlinie erreichen.

KOMMENTAR:
Zu Beginn der Tätigkeit der Leitliniengruppe waren die Leitlinien sowohl als Hilfestellung für die Moderation der Pharmakotherapiezirkel gedacht als auch als kurze, prägnante Empfehlungen für Kollegen, die aufgrund ihres hohen Verordnungsvolumens von Regressen bedroht waren und denen die Teilnahme an einem Pharmakotherapiezirkel empfohlen wurde.

Die Themenstellung für die Erarbeitung einer Leitlinie ergab sich damals aus der Erfahrung, dass Kollegen bei bestimmten Indikationen deutliche Verordnungsprobleme aufwiesen, z. B. Verordnung von Arzneimitteln umstrittener Wirksamkeit. Aus diesem Grund wurde z. B. eine Leitlinie zur Therapie von Durchblutungsstörungen entwickelt. Diese Empfehlungen wurde nach einigen Jahren nicht mehr aktualisiert, da der wirtschaftliche Anlass nicht mehr existierte und die Problematik auch nicht mehr durch Verordnungsdaten abgebildet werden konnte.

Zurzeit werden die Themen der hausärztlichen Leitlinien nach folgenden Kriterien gewählt:

1. Gibt es einen aktuellen Anlass für ein Thema?
Die Frage stellt sich vor dem Hintergrund der Anforderung, eine schnellere Implementierung von evidenzbasierten Innovationen in den Versorgungsalltag sowie einen Abbau von wahrgenommenen Qualitätsdefiziten zu erreichen bzw. überholtes Therapieverhalten abzulösen.
Weiterhin sollte die Leitlinie eine Hilfestellung sein, um nicht evidenzbasierten Argumentationen von Pharmareferenten u. a. bei Pseudo-Innovationen widersprechen zu können. Auch kontrovers diskutierte Themen können Anlass für die Erarbeitung von Handlungsempfehlungen sein.

2. Berührt das Thema ein ökonomisches Interesse des verordnenden Arztes, des Patienten, der GKV?
Wenn eine Priorisierung verschiedener Themen vorzunehmen ist, sollten deren wirtschaftliche Auswirkungen mit berücksichtigt werden. Bestehen keine wirtschaftlichen Implikationen, muss das Thema in Bezug auf die Qualität der Behandlung von großer Wichtigkeit sein (z. B. Verordnung von ASS, von Benzodiazepinen).

3. Ist das angedachte Thema gut eingrenzbar?
Zu große Themen führen zu »Leitlinien-Lehrbüchern«, die in der Praxis nicht benutzt werden.

4. Ist das Thema praxisnah und tritt es in der Allgemeinpraxis auch häufig auf?

Spezifische Themen, die selten in der Allgemeinarztpraxis vorkommen, sollten entsprechend spezialisierten Fachkreisen überlassen werden.

5. Gibt es bereits brauchbare Leitlinien zu diesem Thema oder zumindest Hinweise auf qualitativ hochwertige Studien?

Derartige Studien sind wichtig und hilfreich, da hieraus Empfehlungen für eine hausärztliche Leitlinie formuliert und mit Evidenzgraden versehen werden können. Auch lassen sich aus solchen Studien Qualitätsmarker ableiten. Werden Themengebiete gewählt, für die noch keine Leitlinie zur Verfügung steht, ist mit einem deutlich höheren Bearbeitungsaufwand zu rechnen.

6. Besteht die Möglichkeit für die Implementierung und Evaluation der Leitlinienempfehlungen Verordnungsdaten heranzuziehen?

Es ist wichtig, z. B. Teilnehmern von Pharmakotherapie- oder Qualitätszirkeln Informationen zur Verfügung zu stellen, aus denen sie ihre individuelle Situation in Bezug auf die Leitliniennähe ihrer Arbeitsweise (z. B. Verordnungsverhalten) erkennen. Durch diese Konfrontation mit den eigenen Verordnungsdaten, die oft nicht den eigenen Vorstellungen über die eigenen Verordnungsgewohnheiten entsprechen, wird eine persönliche Betroffenheit der Teilnehmer hervorgerufen, die zur Verhaltensänderung motiviert.

7. Ist eine Verhaltensänderung bei der gewählten Thematik wünschenswert und auch möglich?

Diese Änderungen sollten anhand von Qualitätsmarkern messbar sein. In den von der PMV forschungsgruppe begleiteten Pharmakotherapiezirkeln der KV Hessen wird mithilfe statistischer Auswertungen ein anonymisierter Vergleich zwischen den Teilnehmern zum Verordnungsverhalten durchgeführt. Dieses regt den Erfahrungsaustausch in der Gruppe zur Leitlinienthematik an und erlaubt auch ein persönliches Benchmarking in Bezug auf die Verordnungsweise und den Umsetzungsgrad der Leitlinienempfehlungen.

Durch eine zweite statistische Auswertung zu einem späteren Zeitpunkt kann der Erfolg der Intervention (bezogen auf Verhaltensänderungen, die die Verordnungsweise betreffen) bei den Teilnehmern gemessen werden.

Die vorangestellten Überlegungen haben im Laufe der Leitlinienarbeit dazu geführt, in jede Leitlinie einen kurzen Abschnitt zu den vorrangigen hausärztlichen Versorgungsproblemen – auch als Hinweis auf die Relevanz der Thematik – aufzunehmen. Zur Lösung dieser Probleme sollten die Leitlinien mit ihren Empfehlungen einen Beitrag leisten.

3.2 Die Leitliniengruppe

3.2.1 Zusammensetzung der Gruppe

Grundsätzlich ist es erstrebenswert, Leitlinien-Autorengruppen multidisziplinär und multiprofessionell zusammenzusetzen. Auf diese Weise wird gewährleistet, dass durch die unterschiedliche Expertise alle relevanten Fragen angesprochen und angemessen behandelt werden, die verfügbare relevante Evidenz identifiziert und kritisch bewertet wird, die möglichen Anwender und Betroffenen sich mit einer Leitlinie identifizieren, sie akzeptieren und ihre Perspektiven berücksichtigen werden [35; 36].

Für die Entwicklung einer Leitlinie sollten daher möglichst alle von der Thematik betroffenen Fachgruppen, aber auch weitere Interessengruppen, angesprochen werden. Eine Einbeziehung von Personen oder Gruppen in die Erstellung der Leitlinie kann durch Autorenschaft, die Beteiligung in Form eines Review-Verfahrens oder eine öffentliche Diskussion (z. B. Konsultationsverfahren, Internetforum, Fortbildungsveranstaltung) vor Inkrafttreten der Leitlinie erfolgen. Die an der Patientenversorgung unmittelbar beteiligten Fachgruppen sind regelhaft diejenigen, die im Kontext der Leitlinie adressiert werden (müssen), darüber hinaus aber ggf. auch Gruppen, die an Schnittstellen einbezogen sind, z. B. Fachärzte, stationär arbeitende Kollegen, Rettungskräfte / Notärzte, Pflegepersonal, medizinische Hilfsberufe. Auf diese Weise können mögliche Praxisprobleme, die sich aus der Anwendung einer Leitlinie ergeben könnten, schon im Vorfeld identifiziert und vor dem Hintergrund der wissenschaftlichen Belege diskutiert werden. Wie in mehreren Studien gezeigt wurde, wirkt sich die Ausgewogenheit der beteiligten Disziplinen ganz wesentlich auf die Formulierung der Leitlinienempfehlungen aus [37; 38].

Im Kontext regionaler und / oder fachgruppenspezifischer Leitlinienentwicklungen bzw. -adaptationen trifft die Forderung nach Multidisziplinarität nicht in gleichem Umfang zu. Hier kann es gerade erforderlich sein, in einem ersten Schritt die multidisziplinär erstellte Quellleitlinie den eigenen Bedürfnissen anzupassen. Ein Vorgang, welcher der Leitlinienadaptation entspricht.

KOMMENTAR:

Die Leitliniengruppe Hessen hat die Erarbeitung der Leitlinienempfehlung, deren Fokus auf der hausärztlichen Behandlung liegt, zunächst bewusst nicht multidisziplinär angelegt. Die Leitlinien wurden von einer Gruppe von Hausärzten erarbeitet, die jedoch unterschiedliche inhaltliche Schwerpunkte einbrachten (Sportmedizin, Psychosomatik, Innere Medizin u. a.). Zusätzlich konnte ein Kardiologe zur Mitarbeit – insbesondere bei den Leitlinien zur KHK und Herzinsuffizienz – gewonnen werden. Darüber hinaus wurden zu einzelnen Fragestellungen externe Experten (beispielsweise über den wissenschaftlichen Beirat von KV-H aktuell) oder stationär tätige Kollegen (zur Abstimmung des Schnittstellenmanagements) einbezogen. Der Austausch wird als unterstützend und sehr bereichernd erlebt. Auf diese Weise kann der »Tunnelblick« vermieden werden.

Die Leitliniengruppe Hessen empfiehlt dieses zunächst monodisziplinäre Vorgehen, da es sich in den Diskussionen als zielführend erwiesen hat, dass alle Teilnehmer der Leitliniengruppe den gleichen Erfahrungshintergrund (Führen einer hausärztliche Praxis) teilen. In Bezug auf Schnittstellenfragen wurde soweit möglich die Expertise der Fachärzte einbezogen bzw. deren Sichtweise berücksichtigt. Bei der Erarbeitung einer Leitlinie, die z. B. im Rahmen der integrierten Versorgung zur Anwendung kommen soll, ist eine andere Gruppenzusammensetzung zu wählen, als bei rein hausärztlichen Anliegen.

3.2.2 Gruppengröße und erforderliche Kompetenzen

Die Gruppengröße einer Leitlinien-Autorengruppe hängt grundsätzlich vom behandelten Thema ab. Im Allgemeinen muss ein Kompromiss zwischen der Anzahl der beteiligten Disziplinen bzw. Organisationen und der Arbeitsfähigkeit der Gruppe erzielt werden. Dementsprechend sollte die Gruppe etwa 10 bis 15 Mitglieder umfassen. Um die Größe der Gruppe nicht zu sehr auszudehnen, können themenspezifisch Experten nur zu bestimmten Fragestellungen eingeladen werden.

Es wird nicht von jedem Mitglied einer Leitliniengruppe erwartet, zu allen aufgeworfenen Fragen Expertenwissen zu haben. Wichtiger als eine solch umfassende Kompetenz sind:
- Motivation für das Anliegen;
- Bereitschaft und Möglichkeit, Zeit zu investieren;
- Praxiserfahrung;
- Selbstvertrauen;
- Bereitschaft, eigenes Tun kritisch zu hinterfragen.

Eine methodische Schulung der Leitlinienautoren z. B. in Form eines Einführungskurses in die Prinzipien und Techniken der Evidenzbasierten Medizin erleichtert den Arbeitsprozess sehr. Grundlagen in Literaturrecherche und die Bereitschaft, englischsprachige Literatur und vor allem Originalstudien zu lesen, sollten vorhanden sein.

 KOMMENTAR:

Die Leitliniengruppe Hessen hat sich aus einer Gruppe von hausärztlich tätigen Kollegen entwickelt, die schon seit vielen Jahren in der Pharmakotherapieberatung zusammengearbeitet haben – ein Aspekt, der für die Leitlinienarbeit wichtig war, da sich die Teilnehmer mit ihren Stärken, Vorlieben und Eigenheiten kannten. Die Gruppengröße von 17 Teilnehmern hat sich als praktikabel erwiesen.

Die Teilnehmer der Leitliniengruppe Hessen sehen und erleben ihre Arbeit an den Leitlinien im Kontext mit der Arbeit in den Qualitätszirkeln als einen kontinuierlichen Fortbildungsprozess und damit als Gegengewicht zur oftmals verspürten Isolation in der Einzelpraxis.

3.3 Definition von Zielen und Schlüsselfragen

Zu den ersten Aufgaben einer Leitliniengruppe gehören Diskussion und Definition von Ziel und Zweck der Leitlinie sowie die Benennung der vorrangigen Fragestellungen, die angesprochen werden sollen. Bei der Auswahl und Formulierung der so genannten Schlüsselfragen sollte eine Abwägung zwischen Anspruch und Machbarkeit getroffen werden, ggf. können zusätzliche Schlüsselfragen in einem zweiten Schritt hinzugefügt werden.

Die Formulierung von Schlüsselfragen hat für eine Leitliniengruppe unter anderem die Funktion, eine Verständigung über die relevanten Probleme zu einem Thema herzustellen und die Thematik einzugrenzen. Bei der Definition der Ziele ist zu beachten, dass die Patienten, für welche die Leitlinie Anwendung finden soll, differenziert beschrieben werden. Darüber hinaus ist die Zielgruppe der Leitlinienanwender (z. B. Haus- oder Fachärzte) anzugeben.

KOMMENTAR:

In der Leitliniengruppe Hessen ist die Definition von Ziel- und Schlüsselfragen ein zentrales Thema, das auf verschiedene Art und Weise bearbeitet wurde.

Als Einstieg in die Leitlinienthematik werden in der Leitliniengruppe die Probleme des hausärztlichen Alltags in Bezug auf die Zielerkrankung zusammengetragen und Lösungsmöglichkeiten besprochen. Diese Versorgungsprobleme werden in der Leitlinie unter dem Stichwort »Hausärztliche Schlüsselfragen« zusammengefasst. Aufgenommen werden auch Versorgungsprobleme, die z. B. in Berichten des Sachverständigenrates der Konzertierten Aktion im Gesundheitswesen oder durch andere Institutionen formuliert wurden. Beispiele für hausärztlich relevante Versorgungsprobleme sind z. B. ein unzureichender Einsatz von Betablockern bei KHK und von ACE-Hemmern bei Herzinsuffizienz oder die »Cortisonangst« vieler Asthmatiker.

Darüber hinaus werden die fehlende Umsetzung neuer Therapieprinzipien und die Beibehaltung obsoleter Therapien, wie die alleinige Behandlung mit Digitalis bei Patienten mit Herzinsuffizienz, thematisiert.

Aus diesen Schlüsselfragen werden die Ziele für die Leitlinienempfehlungen entwickelt, die neben der Kostenreduktion (z. B. durch Weglassen von unwirtschaftlichen Therapieprinzipien) eine Qualitätssteigerung der Behandlung in Bezug auf die Verbesserung von Lebensqualität und Reduktion der Mortalität und Morbidität im Fokus haben. Darüber hinaus war und ist es der Leitliniengruppe Hessen ein besonderes Anliegen, den Stellenwert der allgemeinen, nichtmedikamentösen Maßnahmen als Basistherapie darzustellen. Dies erfordert nicht nur Recherchen zur Darlegung der Evidenz, sondern auch spezifische Implementierungshilfen, wie beispielsweise Hinweise auf Materialien zur Ermittlung des KHK-Risikos (Scoretabellen) oder Hilfestellungen für die Beratung zur Raucherentwöhnung in der Arztpraxis.

Ein weiteres Ziel war, dem Anwender durch die Leitlinie ein Werkzeug an die Hand zu geben, mit dessen Hilfe er seinen Alltagsablauf besser steuern kann. Die Leitlinien sind somit auch ein Tool, um der Gefahr von Regressen und Kunstfehlern zu begegnen. Darüber hinaus erleichtern sie dem Arzt seine Dokumentationspflicht.

ABBILDUNG 2:
DELBI Domäne 1 / Domäne 2

Domäne 1: Geltungsbereich und Zweck (Auszug)	1	2	3	4
1 Das Gesamtziel der Leitlinie ist differenziert beschrieben.	☐	☐	☐	☐
2 Die in der Leitlinie behandelten medizinischen Fragen / Probleme sind differenziert beschrieben.	☐	☐	☐	☐
3 Die Patienten, für die die Leitlinie gelten soll, sind eindeutig beschrieben.	☐	☐	☐	☐

Domäne 2: Beteiligung von Interessengruppen (Auszug)	1	2	3	4
4 Die Entwicklergruppe der Leitlinie schließt Mitglieder aller relevanten Berufsgruppen ein.	☐	☐	☐	☐
5 Die Ansichten und Präferenzen der Patienten wurden ermittelt.	☐	☐	☐	☐
6 Die Anwenderzielgruppe der Leitlinie ist definiert.	☐	☐	☐	☐

Quelle: Deutsches Instrument zur
methodischen Leitlinien-Bewertung (DELBI),
Fassung 2005/2006, siehe Anhang 4

1: trifft überhaupt nicht zu
4: trifft uneingeschränkt zu

3.4 Der Arbeitsprozess

3.4.1 Federführende Leitlinienautoren

Für die Erarbeitung einer Leitlinie sollten sich federführende Leitlinienautoren (2 oder 3 Personen oder eine Steuergruppe) verantwortlich zeichnen. Ihre Aufgabe umfasst eine Literaturrecherche und -auswahl entsprechend den formulierten Schlüsselfragen z. B. eine Darlegung der recherchierten Quellen und / oder das Erstellen eines ersten Textentwurfes sowie dessen weiterführende Erarbeitung im Rahmen der Gruppendiskussionen.

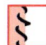

KOMMENTAR:

Die Erarbeitung einer Leitlinie durch federführende Autoren mit Diskussion in der Gruppe hat sich bei der Leitliniengruppe Hessen bewährt. Auch wurde es als hilfreich empfunden, dass bestimmte Aufgaben (nach besonderen Fähigkeiten und Vorlieben) von einzelnen Teilnehmern für alle Leitlinien übernommen wurden.

So hat insbesondere ein Mitglied der Leitliniengruppe kontinuierlich zu allen Leitlinien Literaturrecherchen durchgeführt bzw. aktuelle Literatur, sofern als Datei verfügbar, den Kollegen per Email zugeleitet. Andere Teilnehmer haben neben den inhaltlichen Anregungen zu allen Leitlinien Vorschläge zur besseren sprachlichen Formulierung eingebracht.

3.4.2 Teilnahme und Protokoll

Ein effizienter Arbeitsprozess setzt eine regelmäßige Teilnahme voraus. Da diese nicht immer gewährleistet werden kann, ist eine qualifizierte Protokollführung unerlässlich. Neben Beschlüssen und Verabredungen sind insbesondere die kontrovers diskutierten Punkte mit den verschiedenen Argumentationen festzuhalten. Die an einer Sitzung verhinderten Teilnehmer sollten sich mit Hilfe des Protokolls über den Stand der Arbeit informieren können. Durch die Moderation (s. u.) ist sicherzustellen, dass unnötige Wiederholungen von bereits geklärten Diskussionspunkten vermieden werden.

An der Erarbeitung der Leitlinie sollten alle Gruppenmitglieder aktiv beteiligt sein und der Text im Konsens (s. u.) verabschiedet werden.

KOMMENTAR:

Der Einsatz einer Beamerpräsentation der Leitlinie, bei der die in der Gruppe diskutierten Aspekte unmittelbar eingegeben wurden, hat die gemeinsame Erarbeitung der Leitlinien sehr erleichtert, da die vorgenommenen Änderungen von allen Teilnehmern unmittelbar verfolgt werden konnten. Dadurch wurde auch die Protokollführung erleichtert.

3.4.3 Die Rolle des Moderators der Leitliniengruppe

Insbesondere in multiprofessionellen Leitliniengruppen besteht häufig die Gefahr, dass die Arbeit durch interprofessionelle Konflikte und Hierarchien beeinträchtigt wird. Vor diesem Hintergrund kommen den Fähigkeiten des Moderators und dem Bemühen der Gruppe um faire und zielgerichtete Teamarbeit eine besondere Bedeutung für den Erfolg des Projektes zu [17; 36].

Der Moderator sollte ein Gespür für mögliche interprofessionelle Spannungen und Hierarchien mitbringen und somit die angemessene Partizipation aller Gruppenmitglieder am Entwicklungsprozess gewährleisten. Die erfolgreichsten Leitliniengruppen zeichnen sich durch einen Leiter /

Moderator aus, der professionell den Kleingruppenprozess moderiert, die Interaktionen und Entscheidungsprozesse mit Empathie sowie problemorientiert unterstützt, auf komplizierte Verhand-
lungen vorbereitet ist und als Führungspersönlichkeit akzeptiert ist.

KOMMENTAR:

Für die Leitliniengruppe Hessen ist ein wichtiges Ziel, über die Auswahl der Themen »Betroffenheit« herzustellen. Das kann nur gelingen, wenn alle bereit sind, die Unklarheiten und Probleme
aus dem Behandlungsalltag offen zu diskutieren. Bei heiklen Themen ist es besonders wichtig, ein
wertschätzendes Klima in der Gruppe herzustellen, um zu ermöglichen, dass ein breites Spektrum
an Meinungen offen vertreten werden kann.

Des Weiteren ist es eine wichtige Aufgabe der Moderation, nicht nur auf den Gruppenprozess
zu achten, sondern auch auf den Fortschritt des Arbeitsprozesses und auf das Zeitmanagement in
der Sitzung. Der Moderator kann durch Rückfragen zur Klärung von Punkten beitragen (auf blinde
Flecken hinweisen) und der Gruppe mögliche Widersprüche und Konflikte (z. B. Qualitätsanspruch
und Praxiswirklichkeit) spiegeln.

3.4.4 Zeitrahmen

Der zeitliche Aufwand für die Leitlinienentwicklung wird meist unterschätzt. Liegen bereits evidenzbasierte Leitlinien oder entsprechende Reviews vor, erleichtert das die Arbeit. Dennoch sollte
– auch abhängig von den zeitlichen Ressourcen der Gruppe und der federführenden Autoren –
mit einem sich auch über mehrere Jahre erstreckenden Arbeitsprozess gerechnet werden. Außerdem darf nicht vergessen werden, dass die Arbeit nicht mit der Veröffentlichung der Leitlinie abge-
schlossen ist: Auch für die Überarbeitung und Aktualisierung muss ausreichend Zeit eingeplant
werden. Bei der Verabschiedung der Leitlinie sind bereits die Verantwortlichkeiten und der Zeitpunkt der Überarbeitung festzulegen.

KOMMENTAR:

Die Erstellung der hausärztlichen Leitlinien zog sich – je nach Thema und Quellenlage – bis zu drei
Jahren. Aktualisierungen nahmen ca. drei bis sechs Monate, z. T. auch länger in Anspruch. Die
Bearbeitungsdauer ist auch abhängig von den zeitlichen Ressourcen der federführenden Autoren
und der Mitglieder der Leitliniengruppe.

Über den Verlauf der letzten fünf Jahre nahm die Frequenz der Sitzungen der Leitliniengruppe
Hessen deutlich zu (mitunter 2 x pro Monat), da parallel sowohl eine neue Leitlinie erarbeitet wie
eine vorhandene grundlegend überarbeitet wurde.

Eine gute Vorbereitung der Gruppenmitglieder wie auch der Sitzungen selbst (dazu gehören der
rechtzeitige Versand des zur Diskussion stehenden Leitlinienentwurfes, eine Tagesordnung, eine
gute Protokollführung und Moderation) tragen zu einer effizienten Arbeit bei.

3.4.5 Darlegung von Interessenkonflikten

Jedes Mitglied einer Leitlinienentwicklergruppe hat verschiedenste berufliche und private Interessen und Verbindungen und kann deswegen in Interessenkonflikte kommen. Dies trifft beispielsweise auch zu, wenn ein Autor auf dem von der Leitlinie betroffenen Gebiet wissenschaftlich
arbeitet und dabei von einer pharmazeutischen Firma finanziell unterstützt wird.

Selbst unter Berücksichtigung der Prinzipien der Evidenzbasierten Medizin besteht die Gefahr, dass Empfehlungsformulierungen nicht unabhängig von potenziellen finanziellen Interessen erfolgen. Von daher ist die Offenlegung solcher Interessenkonflikte von vorrangiger Bedeutung [39; 40].

Mitglieder von Leitliniengruppen haben obligatorisch ihre persönlichen und professionellen Interessen formal darzulegen. Zu den persönlichen Interessen, welche zu Konflikten führen könnten, zählen z. B. Honorare für Beratungen oder Vorträge im Auftrag der Pharmaindustrie oder etwa der Besitz von Aktien eines Unternehmens, das am Leitlinienthema interessiert sein könnte. Unter professionellem Interesse versteht man z. B. die Unterstützung eines wissenschaftlichen Projektes der eigenen Klinik oder des eigenen Institutes durch interessierte Kreise – jedoch ohne persönlichen Benefit. Die Mitglieder von Leitliniengruppen müssen in der Lage sein, so unabhängig wie möglich von externem kommerziellen Einfluss zu agieren. Dies wird um so wichtiger, je stärker man von den zu adaptierenden Leitlinien abweicht und Studienergebnisse neu bewerten muss.

Nicht nur von den Leitlinienautoren ist die inhaltliche Unabhängigkeit zu fordern, sondern auch von den finanzierenden Einrichtungen. Das Interesse vor allem der Pharmaindustrie an der Qualitätszirkelarbeit ist ungebrochen hoch. Die Finanzierung der Leitlinienarbeit sollte transparent und unabhängig sein. Es muss sicher gestellt sein, dass die finanzierende Organisation keinen Einfluss auf die Inhalte der Leitlinien hat.

 KOMMENTAR:
Die Leitliniengruppe Hessen erklärt in einem Vorspann in jeder Leitlinie sowie im Leitlinienreport (s. u.) die finanzielle Unterstützung, die sie für die Leitlinienarbeit erhalten hat. Darüber hinaus gibt jedes Mitglied eine persönliche schriftliche Erklärung zu möglichen Interessenkonflikten ab.

ABBILDUNG 3:
DELBI Domäne 6

	Domäne 6: Redaktionelle Unabhängigkeit (Auszug)	**1**	**2**	**3**	**4**
22	Die Leitlinie ist redaktionell von der (den) finanzierenden Organisation(en) unabhängig.	☐	☐	☐	☐
23	Interessenkonflikte von Mitgliedern der Leitlinienentwicklungsgruppe wurden dokumentiert.	☐	☐	☐	☐

Quelle: Deutsches Instrument zur
methodischen Leitlinien-Bewertung (DELBI),
Fassung 2005/2006, siehe Anhang 4

1: trifft überhaupt nicht zu
4: trifft uneingeschränkt zu

3.4.6 Methodenreport für Leitlinien

Die methodische und inhaltliche Arbeit von Leitlinienautoren ist sehr umfangreich und verläuft u.U. in verschiedenen Gruppen in z. T. mehrmaligen, aufeinander folgenden Beratungs- und Entscheidungsprozessen. An allen Entscheidungspunkten sind dem späteren Anwender gegenüber Darlegungen erforderlich, um die getroffenen Entscheidungen nachvollziehbar und die Leitlinie letztlich anwendbar zu machen. Insbesondere bei den Entscheidungen, die zur Aufnahme oder Ablehnung von Empfehlungen führen, ist die Darlegung der Leitlinienentwicklung in einem Methodenreport von ganz besonderer Bedeutung. Deshalb wird für nationale Leitlinien gefordert, eine Beschreibung zum methodischen Vorgehen bei ihrer Erstellung (Methodenreport) zu hinterlegen.

KOMMENTAR:

Für jede erarbeitete hausärztliche Leitlinie der Leitliniengruppe Hessen wird in groben Zügen die Systematik der Leitlinienentwicklung in einem eigenen Leitlinienreport niedergelegt. Diese Reporte orientieren sich in den Kernfragen an der »Checkliste zur methodischen Qualität von Leitlinien«, dem damals zentralen Bewertungsinstrument des Leitlinien-Clearingverfahren [41]. Grundlage für die Erstellung der Reporte stellen die Protokolle der Leitliniensitzungen dar.

Die Erstellung eines Reportes über die Leitlinienentwicklung (Leitlinienreport) bietet verschiedene Vorteile. Zum einen wird die geleistete Arbeit dokumentiert und eine Reflexion der Arbeit angeregt. Die Selbstüberprüfung mit der Checkliste – oder dem jetzigen Deutschen Instrument zur methodischen Bewertung von Leitlinien (DELBI) [30] – dient der eigenen Kontrolle und gibt Hinweise auf formale Mängel der Leitlinie. Zum anderen wird damit die notwendige Transparenz über den Arbeitsprozess hergestellt. Eine spätere Überarbeitung und Aktualisierung wird durch einen Methodenreport erleichtert. Die Leitliniengruppe Hessen veröffentlicht ihre Reporte im Internet (www.pmvforschungsgruppe.de, www.leitlinien.de).

ABBILDUNG 4:
DELBI Domäne 7

Domäne 7: Anwendbarkeit im deutschen Gesundheitssystem (Auszug)		**1**	**2**	**3**	**4**
29	Der Leitlinie ist eine Beschreibung zum methodischen Vorgehen (Leitlinien-Report) hinterlegt.	☐	☐	☐	☐

Quelle: Deutsches Instrument zur
methodischen Leitlinien-Bewertung (DELBI),
Fassung 2005/2006, siehe Anhang 4

1: trifft überhaupt nicht zu
4: trifft uneingeschränkt zu

3.4.7 Ressourcen

Die Erarbeitung einer Leitlinie bedarf unterschiedlicher Ressourcen. Hierzu zählen neben den Aktivitäten der einzelnen Mitglieder der Leitliniengruppe technische und organisatorische Unterstützung. Die Ressourcenfrage sollte für das Gelingen des Arbeitsprozesses nicht unterschätzt werden. Die Erfahrungen zahlreicher Leitlinienprojekte zeigen, dass die Leitlinienqualität durch zwei weitere Faktoren positiv beeinflusst werden kann:

- die Begleitung des Leitlinienprojektes durch einen neutralen Methodiker / Moderator;
- die Koordination der Leitlinienerstellung durch ein administratives Sekretariat.

KOMMENTAR:

Die Leitliniengruppe Hessen wurde dankenswerterweise durch die KV Hessen und den VdAK/AEV Hessen unterstützt. Die Sitzungen fanden in den Räumen der KV statt, die KV hat zu den Sitzungen jeweils schriftlich eingeladen und Arbeitsunterlagen versandt (letzteres erfolgt seit einigen Jahren durch die PMV forschungsgruppe, meist per Email, wodurch zeitraubende Kopierarbeiten entfallen).

Im Rahmen eines Forschungsprojektes erfolgten Hilfestellungen zu Datenbankrecherchen und zur Bewertung der Literatur hinsichtlich der Evidenz durch das ÄZQ (siehe Leitlinienreport, Anhang 6). Die PMV forschungsgruppe übernahm die Moderation der Leitliniensitzungen, die Erstellung des Protokolls, die Gestaltung der Leitlinie und die Erarbeitung der Leitlinienreporte. Zur weiteren Unterstützung der Leitliniengruppe durch PMV gehörte auch, festzulegen und zu koordinieren, wer wann an welcher Version der Leitlinie arbeitet. Zusätzlich unterstützte die Forschungsgruppe die Literatursuche und Literaturbeschaffung.

3.5 Evidenzressourcen

3.5.1 Adaptation existierender Leitlinien

Vor jeder systematischen Literatur- bzw. Quellenrecherche sind aus den formulierten Schlüsselfragen so genannte suchtaugliche Fragen zu formulieren. In einem zweiten Schritt gilt es dann auch die »Art der Quellen« zu benennen, die herangezogen werden sollen.

Die Nutzung vorhandener Leitlinien als Evidenzressource (Quellen aufbereiteter Evidenz) ist zu empfehlen, führt sie doch zu einer deutlichen Aufwandsreduzierung, insbesondere für Recherche und Bewertung der Einzelstudien. In diesem Fall wird von einer Leitlinien-Adaptation gesprochen. Grundsätzlich können eine oder mehrere Leitlinien als Grundlage einer solchen Adaptation dienen.

Die Evidenzbasierung der Leitlinien stellt dabei eines der wesentlichen Gütekriterien und eine Voraussetzung für deren Verwendung dar. Der Prozess der Adaptation sollte in standardisierter Weise erfolgen. Alle Arbeitsschritte und Arbeitsergebnisse sowie deren Begründungen sind, z. B. in Form eines Leitlinienreports, zu dokumentieren, um spätere Überarbeitungen zu erleichtern und die notwendige Transparenz gegenüber den Nutzern herzustellen.

3.5.2 Systematische Recherche

Von der vorherigen Festlegung des bevorzugten Studientyps bzw. der bevorzugt zu verwendenden Quellen hängt wesentlich ab, in welchen Datenbanken eine systematische Recherche durchgeführt wird. Entscheidet sich die Leitliniengruppe primär auf bereits bestehende Leitlinien oder auch andere Quellen aufbereiteter Evidenz zurückzugreifen, sollten andere Datenbanken als bei der Suche nach Primärstudien verwendet werden.

Leitlinienrecherche

Der beste Einstieg zur Suche nach existierenden Leitlinien ist heutzutage die Internet-Seite des internationalen Leitlinien-Netzwerks G-I-N (Guideline-International-Network / www.g-i-n.net). Mitglieder des Netzwerks haben direkten Zugang zur »G-I-N Guideline Library«, die über 2000 Leitlinien von mehr als 50 nationalen Leitlinien-Organisationen enthält. Nicht-Mitglieder (d. h. die interessierte Öffentlichkeit) gelangen über www.g-i-n.net auf die Webseiten der Mitgliedsorganisationen und können dort nach Leitlinien recherchieren.

Als das umfassendste Leitlinienportal im deutschsprachigen Raum wird www.leitlinien.de angesehen, unterhalten vom Ärztlichen Zentrum für Qualität in der Medizin (ÄZQ). Hier findet man Zugang zu den Leitlinien der Arbeitsgemeinschaft der Wissenschaftlichen Medizinischen Fachgesellschaften (www.awmf-leitlinien.de) und zu allen anderen bekannten Leitlinien-Organisationen in den deutschen, englischen und französischen Sprachräumen.

Darüber hinaus finden sich hier die Resultate des deutschen Leitlinien-Clearingverfahrens (www.leitlinien.de), die in Form so genannter Clearingberichte veröffentlicht sind. Dabei handelt es sich um Darstellungen aktueller, durch unabhängige Experten auf methodische Qualität und Angemessenheit geprüfter Leitlinien für vorrangige Versorgungsbereiche. Verfügbar sind Clearingberichte zu folgenden Themen: akuter und chronischer Rückenschmerz [42; 43], Asthma bronchiale [44], COPD [45], Depression [46], Hypertonie [47], Koronare Herzkrankheit [48], Mammakarzinom [49], Diabetes mellitus Typ 1 und Typ 2 [50; 51], Schmerztherapie bei Tumorpatienten [52], Herzinsuffizienz [53], Kolorektales Karzinom [54], Demenz [55] und Schlaganfall [56]. Den jeweiligen Clearingberichten können auch die für die systematische Recherche verwendeten Suchstrategien entnommen werden.

Eine weitere Leitlinien-Clearingstelle wird von der US Agency for Healthcare Research and Quality (AHRQ) unter der Bezeichnung »National Guidelines Clearinghouse (NGC)« (www.guideline.gov) betrieben. Das NGC enthält Informationen zu über 1000 englischsprachigen Leitlinien von über 200 Leitlinien-Entwicklern weltweit. Im Gegensatz zum deutschen Leitlinien-Clearingverfahren wird die Qualität der bei www.guideline.gov gelisteten Leitlinien nicht durch externe Begutachtung sondern mittels Erklärung der Leitlinien-Herausgeber dargelegt.

Der Vollständigkeit halber sei erwähnt, dass nach medizinischen Leitlinien auch in den gängigen medizinischen Datenbanken wie z. B. Medline (kostenfrei) recherchiert werden kann. Dies ist jedoch ineffizient, da ein großer Teil der Leitlinien nicht in Zeitschriften veröffentlicht wurde und daher nicht in Medline enthalten ist. Effektiver sind Suchen mit allgemein gebräuchlichen Internet »Suchmaschinen« wie z. B. Google.

Wie auch bei der Suche nach Primärstudien ist es entscheidend, eine systematische Suche durchzuführen und diese in nachvollziehbarer Weise zu dokumentieren. Wünschenswert ist es, diese im begleitenden Methodenreport allgemein zugänglich zu hinterlegen.

Zentrale Fragen zur Adaptierbarkeit überregionaler Leitlinien sind:
- Entspricht der Anwendungsbereich dem Versorgungsbereich?
- Sind die Hausärzte Zielgruppe der Referenzleitlinie?
- Ist die hausärztliche Perspektive ausreichend repräsentiert?
  Waren ambulant tätige Hausärzte an der Leitlinienentwicklung
  (als Mitglieder der Autorengruppe) beteiligt?
- Ist die Patientenzielgruppe vergleichbar?
- Werden die hausärztlich relevanten Fragestellungen abgedeckt?
- Sind die empfohlenen Medikamente in Deutschland zugelassen?
- Werden die relevanten Outcomes beschrieben?

KOMMENTAR:

Nach »Quellleitlinien« wurde durch das ÄZQ und durch einzelne Leitlinienautoren über das Internetangebot www.leitlinien.de in nationalen und internationalen Leitliniendatenbanken und ergänzend in Literaturdatenbanken (z. B. Medline, etc.) gesucht. Die methodische Qualität wurde mittels der »Checkliste zur methodischen Qualität von Leitlinien« [41] (jetzt ersetzt durch das »Deutsche Instrument zur methodischen Bewertung von Leitlinien« [30]) kritisch auf ihre Nutzbarkeit geprüft.

Bei Themen, zu denen bereits Clearingberichte vorlagen, wurden primär die dort bereits bewerteten Leitlinien verwendet und ergänzend nach neu erschienenen Publikationen recherchiert.

ABBILDUNG 5:
DELBI Domäne 3

Domäne 3: Methodologische Exaktheit der Leitlinien-Entwicklung (Auszug)		1	2	3	4
8	Bei der Suche nach der Evidenz wurden systematische Methoden angewandt.	☐	☐	☐	☐

Quelle: Deutsches Instrument zur
methodischen Leitlinien-Bewertung (DELBI),
Fassung 2005/2006, siehe Anhang 4

1: trifft überhaupt nicht zu
4: trifft uneingeschränkt zu

3.5.3 Bewertung der Leitlinienqualität

Hat man Leitlinien gefunden, die zu dem gewählten Thema passen, ist der nächste Schritt die Bewertung ihrer Qualität und Verwendbarkeit für das eigene Leitlinienprojekt. Hier kann man sich entweder an bereits existierenden Bewertungen, wie sie z. B. im Rahmen des Leitlinien Clearingverfahrens durchgeführt wurden, orientieren oder die Leitliniengruppe nimmt die Bewertung mittels eines Bewertungs-Instrumentes selbst vor. Für den deutschsprachigen Raum empfiehlt es sich, das »Deutsche Instrument zur methodischen Leitlinien-Bewertung (DELBI)« zu verwenden. Die wesentlichen Kernkriterien entsprechen denen des international anerkannten AGREE-Instrumentes [32], zusätzliche Fragen, das deutsche Versorgungssystem betreffend, sind hinzugefügt und ausdifferenzierte Erläuterungen vereinfachen die Anwendung. Dabei ist immer zu berücksichtigen, dass solche Bewertungsinstrumente »Gold-Standards« darstellen und dass Leitlinien in den seltensten Fällen alle Kriterien solcher Standards erfüllen. Für den Entscheidungsprozess, ob ein recherchiertes Dokument für das geplante Projekt von ausreichender Qualität ist oder nicht, müssen Stärken und Schwächen des Dokumentes sorgfältig gegeneinander abgewogen werden. Bestimmte Mindestanforderungen sind vorher festzulegen, um eine systematische Auswahl der Quellen (Leitlinien) durchführen zu können. Dieser Schritt sollte möglichst durch zwei unabhängige Personen erfolgen. Dabei sind Bewertungsinstrumente nicht weniger und nicht mehr als Hilfestellungen für den systematischen Ablauf und die Dokumentation eines solchen Urteils. Die Anzahl der Quellleitlinien, auf die man das eigene Projekt stützen kann und möchte, wird von Fall zu Fall variieren.

KOMMENTAR:

Auswahl der Quellen: Bei der Auswahl der als Referenzen verwendeten Leitlinien wurde besonderer Wert auf die Transparenz der Belege für die einzelnen Empfehlungen im Sinne eines evidenzbasierten Vorgehens gelegt.

Bei Interpretationsschwierigkeiten oder divergierenden Einschätzungen der Leitliniengruppe kann so zur Klärung auf die Originalstudien zurückgegriffen werden. Neben den formalen Kriterien, die an die Qualität von Leitlinien gestellt werden (Autoren, Evidenzkategorien, Literatur, Verantwortlichkeit, Aktualisierung etc.) war für die Leitliniengruppe ausschlaggebend, in wie weit Empfehlungen auf die hausärztliche Versorgung anwendbar sind und ob die in der Leitlinie zitierte Literatur diese Empfehlung rechtfertigt.

ABBILDUNG 6:
DELBI Domäne 3

Domäne 3: Methodologische Exaktheit der Leitlinien-Entwicklung (Auszug)		1	2	3	4
9	Die Kriterien für die Auswahl der Evidenz sind klar beschrieben.	☐	☐	☐	☐

Quelle: Deutsches Instrument zur
methodischen Leitlinien-Bewertung (DELBI),
Fassung 2005/2006, siehe Anhang 4

1: trifft überhaupt nicht zu
4: trifft uneingeschränkt zu

3.5.4 Ergänzende Evidenzrecherche bei der Leitlinienadaptation

Es kann erforderlich sein im Rahmen der Leitlinienadaptation ergänzende Recherchen und Modifikationen vorzunehmen. Folgende Gründe können bestehen [57]:

- eine Aktualisierung ist erforderlich, da neue Erkenntnisse (neue Publikationen) berücksichtigt werden müssen;
- die Angaben bzw. Empfehlungen der Originalleitlinie sind unzureichend;
- es besteht der dringende Verdacht auf unzureichende Vorarbeit und / oder Dokumentation hinsichtlich der Evidenzbasierung bzw. Empfehlungsbegründung in den Quellleitlinien;
- es liegt ein relevanter Unterschied der Versorgungssituation zwischen den Settings der Quell- und der Zielleitlinien vor;
- es ist empfehlenswert, die zusätzlichen Recherchen gut zu begründen, um auf diese Weise den notwendigen Aufwand auf ein erforderliches Minimum zu reduzieren.

Die möglichen Szenarien, welche zusätzliche Recherchen notwendig machen könnten, sind in der folgenden Tabelle zusammengestellt:

TABELLE 1:
Mögliche Szenarien zur verfügbaren Evidenz und zur Notwendigkeit zusätzlicher Recherchen [3]

Szenario	Ergebnis der Evidenzanalyse			Aktion
	Qualität	Aktualität	Anwendbarkeit	
1	✓	✓	✓	Formuliere Leitlinien-empfehlungen
2	✓	✓	✗	Recherchiere / bewerte nationale / regionale Evidenz
3	✓	✗	✓	Identifiziere / bewerte aktuellere Studienevidenz als die der Quellleitlinien
4	✓	✗	✗	Wie 2 und 3
5	✗	✗	✗	Identifiziere oder initiiere eine neue systematische Evidenz-recherche

Tritt Szenario 5 bei den Schlüsselfragen einer Leitlinie mehrfach auf, sollte man generell an der Eignung der ausgewählten Leitlinie zweifeln. Die Gruppe selbst sollte ausreichende Kenntnisse über den »State of the art«-Ablauf für systematische Evidenzrecherchen besitzen. In manchen Fällen wird eine umfassende ergänzende Recherche notwendig werden, hierbei gilt es die Kriterien der »besten verfügbaren Evidenz (best available evidence)« zu berücksichtigen.
Wird eine zusätzliche Evidenzrecherche und -bewertung erforderlich, ist diese in systematischer Weise durchzuführen, wobei auch hier, wenn vorhanden, auf Quellen aufbereiteter Evidenz zurückgegriffen werden kann.

Die Literatursuche erfolgt für jede Schlüsselfrage separat. Die standardisierte Vorgehensweise, einschließlich der Suchstrategie wird festgelegt und dokumentiert. Folgende Schritte sind analog der Suche nach Leitlinien zu durchzulaufen:

- Formulierung einer suchtauglichen Frage (gekennzeichnet durch entsprechende Schlagwörter, die internationalen Schlagwort-Katalogen (Thesaurus) entnommen sind) aus den so genannten Schlüsselfragen;
- Auswahl der Datenbanken (für verschiedene Schlüsselfragen kann die Recherche in unterschiedlichen Datenbanken notwendig bzw. nützlich sein);
- Definition der Ein- und Ausschlusskriterien für die Auswahl der gefundenen Literatur (fachlich, methodisch, zeitlich, etc.).

Entsprechend den Prinzipien der Evidenzbasierten Medizin sollten folgende Aspekte berücksichtigt werden: Validität, Aktualität und Relevanz für das deutsche Gesundheitswesen.

Zugleich muss man sich aber auch bewusst sein, dass die heute über Datenbanken recherchierbare Literatur nicht gänzlich, wie in einem systematischen Review oder einer Metaanalyse, durch eine »nebenberufliche« Leitliniengruppe – ohne weitere Ressourcen – aufgearbeitet werden kann. Das birgt durchaus die Gefahr, in eine »opportunistische Evidenzfalle« zu laufen, d. h. eine Empfehlung aufzunehmen, ohne die »Evidenzlage« wirklich komplett zu überblicken.

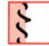

KOMMENTAR:
Die Leitliniengruppe Hessen sah sich bei ihrer Arbeit bezüglich der Evidenzbasierung von Leitlinienempfehlungen häufig mit folgenden Situationen konfrontiert:

- unzutreffende Literaturangaben in den Quellleitlinien,
- fehlende Übereinstimmung zwischen zu Grunde gelegter Literatur und Empfehlung,
- mangelnde Aktualität der Literatur.

Auf Grund dieser Erfahrung wurde für alle aus anderen evidenzbasierten Leitlinien übernommenen Statements die Originalliteratur zur Überprüfung herangezogen.

Kritische Bewertung und Darlegung der Evidenz
Mithilfe der systematischen Evidenzrecherche sollen Belege von hoher methodischer Qualität und großer Aussagekraft identifiziert werden. Dabei hängt die Validität der Evidenz ganz wesentlich davon ab, in welchem Ausmaß Studienergebnisse – unter Berücksichtigung von Studienmethodik, untersuchter Population und Repräsentativität der Studiengruppen – Schlussfolgerungen erlauben. Zur Einschätzung der Evidenzqualität wird die gefundene Information zunächst nach dem Studientyp geordnet und anschließend unter Nutzung spezieller Checklisten auf Qualitätsfaktoren hin untersucht.

Beispiele für solche Checklisten sind in den Anhängen 2 und 3 zu finden. Diese Checklisten sind auch für jeden Arzt hilfreich, um einzelne (z. B. von Pharmareferenten vorgestellte) Studien hinsichtlich ihrer Qualität und Relevanz für die eigene Praxis zu bewerten [58].
Für randomisierte kontrollierte Studien werden u. a. folgende Kriterien bewertet:

- Studienpopulation;
- Randomisierungsverfahren;
- Verblindung;
- Intervention;
- Outcome;
- statistische Verfahren;
- finanzielle Unterstützung.

Ziel ist eine Gruppierung der Evidenz nach dem Gesichtspunkt, welche der vorliegenden Informationen den Stand der Wissenschaft am zuverlässigsten wiedergibt. Endprodukt ist eine Darlegung von Studientyp und Studienqualität in Form einer »Evidenzklasse« (»level of evidence«) [1; 59].

Daraus resultiert eine hierarchische Einteilung der gefundenen Evidenz, deren Stufen auf der Suche nach verwertbaren Erkenntnissen von oben nach unten durchlaufen werden sollten. Begonnen wird mit systematischen Reviews (Metaanalysen), d. h. Übersichtsarbeiten, die in strukturierter Form auf der Basis methodisch hochwertiger randomisierter kontrollierter Studien erstellt wurden. Am niedrigsten werden Konsensuskonferenzen und Expertenaussagen bewertet, die auf individuellen Meinungen beruhen und damit weder Transparenz noch Nachvollziehbarkeit bieten. An dieser Stelle muss festgehalten werden, dass die niedrigste Evidenzstufe nicht gleichbedeutend mit unzutreffendem Inhalt der Information ist, sondern dass es bei der hierarchischen Einteilung der Evidenz um formale Kriterien geht, die eine verzerrungsfreie Wiedergabe wissenschaftlicher Ergebnisse gewährleisten sollen.

Derzeit sind weltweit verschiedenste, nicht immer miteinander kompatible Klassifizierungsmethoden gebräuchlich, ohne dass sie bisher evaluiert und validiert wurden [60-62].

KOMMENTAR:

Die Leitliniengruppe Hessen machte die Erfahrung, dass die Studienlage in Bezug auf nichtmedikamentöse Maßnahmen meist unzureichend war und somit eine Vielzahl an Empfehlungen auf der Basis des Gruppenkonsenses verabschiedet wurde. Die fehlende Studienlage betraf auch Verfahren für Therapiekontrollen oder compliance- und motivationsfördernde Maßnahmen sowie Themen, die sich mit einem Symptom und nicht mit einer definierten Erkrankung befassen, wie z. B. die Behandlung von Schmerzen oder unklaren Bauchbeschwerden.

Hier mussten Leitlinien und Literatur für ganz unterschiedliche Grunderkrankungen zusammengetragen werden. Wo sich keine Evidenz aus Studien ableiten ließ, wurde die Empfehlung als Gruppenkonsens formuliert. Auf die Problematik, dass zu verhaltensbezogenen Maßnahmen wenige Studien vorliegen bzw. die Fragestellung sich oftmals nicht mit dem klassischen Studiendesign der randomisierten kontrollierten Studie bearbeiten lassen (von fehlenden Sponsoren abgesehen), wird in jeder Leitlinie hingewiesen.

Die Evidenzbasierung einer Empfehlung kann auch dann Probleme aufwerfen, wenn z. B. zu bestimmten Fragestellungen mehrere Studien mit zum Teil widersprüchlichen Ergebnissen vorliegen.

Um Studienergebnisse, die zur Evidenzbasierung von Empfehlungen herangezogen wurden, in einer übersichtlichen Form miteinander vergleichen zu können, hat die Leitliniengruppe Hessen bei der Überarbeitung der Leitlinien ab 2003 begonnen, diese in Form einer Tabelle im Anhang der Leitlinien zu dokumentieren (siehe Tabelle 2).

TABELLE 2:

Auszug aus der Leitlinie Stabile Angina pectoris und KHK (2004) der Leitliniengruppe Hessen

Studie/ Jahr	Methode	Inzidenz (Endpunkt)		p- Wert	NNT= 1/ARR	NNH
		Verum	Kontrolle			
Thrombozytenaggregationshemmer/Antikoagulantien						
Studie zur Therapie nach STENTS 1996	Ticlopidine + ASS vs. Heparin + Phenprocoumon + ASS, 517 Patienten nach erfolgreichem Stent, 60 % Frauen, 30 Tage Beobachtug	KS + MI + ACVB 1,6 %	KS + MI + ACVB 6,2 %	0,01	22	
		Summe kardialer und nichtkardialer Ereignisse 2,7 %	Summe kardialer + nichtkardialer Ereignisse 16,5 %	< 0,001	7	
CREDO 2002	Clopidogrel vs. Placebo, jeweils + ASS, 2116 Patienten mit elektiver PCI, mindestens 21 Jahre alt, Durchschnittsalter 62 Jahre, 29 % Frauen, 28 Tage und 12 Monate Beobachtung	GM+MI+Revas-kulari-sation (28 Tage) 6,8 %	GM+MI+Revask. (28 Tage) 8,3 %	0,23	67	
		GM+MI+Revas-kulari-sation (12 Monate) 8,5 %	GM+MI+Revask. (12 Monate) 11,5 %	0,02		48
		Grössere Blutung 8,8 %	Größere Blutung 6,7 %	0,07	33	
CURE 2001	Clopidogrel vs. Placebo, jeweils + ASS, 12562 Patienten mit akutem Koronar-syndrom innerhalb 24 Stunden, 39 % Frauen, Durchschnittsalter 64 Jahre, 1 Jahr Beobachtung	KS+MI+Apoplex 9,3 %	KS+MI+Apoplex 11,4 %	< 0,001	48	100
		Grössere Blutung 3,7 %	Größere Blutung 2,7 %	0,001		
		Lebensbedrohliche Blutung 2,2 %	Lebensbedrohliche Blutung 1,8 %	< 0,13		250

Quelle: Hausärztliche Leitlinie Stabile Angina pectoris,
Januar 2004, Version 2.02

Eine wichtige Orientierungsgröße zur Einschätzung eines gesicherten therapeutischen Nutzens ist für die Leitliniengruppe die NNT (number needed to treat), die in Relation zur NNH (number needed to harm) gesetzt werden muss (Tabelle 2). Dies war mit ein Grund, Studientabellen in die Leitlinie aufzunehmen, um die Bewertung der Empfehlungen transparent zu gestalten. Dort werden auch aus den Studien die Behandlungsdauer, die Endpunkte, die Ereignisraten und ihre Konfidenzintervalle angegeben und die medizinstatistischen Begriffe in einem Kurzglossar in jeder Leitlinie erläutert.

3.6 Formulierung von Empfehlungen

Das besondere Charakteristikum von Leitlinien stellen die Leitlinienempfehlungen dar. Sie sollten klar und verständlich formuliert sein und die Handlungsoptionen deutlich darstellen. Eine Empfehlung sollte beruhend auf der besten verfügbaren Evidenz das Vorgehen der Wahl in einer bestimmten Situation klar definieren.

Der Schritt der Einteilung in Empfehlungsgrade erfolgt getrennt von der Studienbewertung (Evidenzklassifizierung) – siehe vorheriges Kapitel. Er kann nur im Rahmen des Konsensprozesses der Leitliniengruppe realisiert werden. Neben der methodischen Qualität der berücksichtigten Studien sind weitere Kriterien bei der Empfehlungsgraduierung zu beachten [63]:
- die Konsistenz und Signifikanz der Studienergebnisse (Reproduzierbarkeit, Homogenität);
- die Präzision der Effektschätzung (Konfidenzintervalle um die Punktschätzer);
- die Größe des Effektes;
- die klinische Relevanz eines Effektes;
- die Eignung der Hauptzielkriterien für die Aussage;
- das Verhältnis erwünschter zu unerwünschten Behandlungsergebnissen;
- Patientenpräferenzen;
- ökonomische Aspekte;
- Machbarkeitsüberlegungen.

Ein direkter Zusammenhang von Evidenzklasse und Empfehlungsgrad ist somit nicht automatisch gegeben. Wenn Studien beispielsweise an einer hoch selektierten Patientenpopulation durchgeführt wurden, kann die Evidenz für die Anwendung der Ergebnisse auf eine allgemeine Population unter Umständen schwächer als sonst üblich eingestuft werden.

Manchmal stehen zur Begründung einer wichtigen Entscheidung im Gesundheitswesen nur wenige Daten zur Verfügung. In solchen Fällen könnten sich die Experten der Leitliniengruppe für einen höheren Empfehlungsgrad entscheiden, als dies die Evidenz im Normalfall zuließe. Auch größere Kostenunterschiede zwischen alternativen Interventionen können abweichende Empfehlungsgrade bedingen.

Zu Modifikationen bei der Interpretation der Evidenz kann es auch auf der Implementierungsebene kommen. Zwar sollten sich Leitlinien überwiegend auf wissenschaftliche und fachliche Überlegungen stützen, doch kann es nötig sein, die Evidenz auf lokaler Ebene je nach Werturteilen, Prioritäten und lokalen Besonderheiten anzupassen und entsprechend zu gewichten. Die Umsetzung von Leitlinien in regionalen Behandlungsprogrammen oder lokalen Praxisstrategien kann demnach auch inhaltliche Änderungen der Empfehlungen zur Folge haben. Im Fall, dass Empfehlungsstärke und Evidenzgrad nicht übereinstimmen, sollte dargelegt werden, wie dieser Unterschied zu erklären ist.

Bezeichnet werden die resultierenden Empfehlungsklassen mit lateinischen Großbuchstaben (A-C oder A-D) oder erklärenden Zeichen (z. B. Pfeilen). Den Empfehlungen der GRADE Arbeitsgruppe folgend (Grading of Recommendations Assessment, Development and Evaluation Working Group (www.gradeworkinggroup.org)) [64–66], sollten die Bezeichnungen möglichst eindeutig und intuitiv verständlich sein. Im Programm für Nationale Versorgungsleitlinien werden erklärende Pfeile, analog dem Schema der Arzneimittelkommission der deutschen Ärzteschaft verwendet [22].

Durchaus üblich ist die zusätzliche Aufnahme so genannter »Good Clinical Practice Points«, die Empfehlungen kennzeichnen, deren Bedeutung seitens einer Leitliniengruppe als hoch eingeschätzt wird, die aber nicht durch methodisch valide Studien belegbar sind.

Bei der Formulierung von Empfehlungen und ihrer Graduierung sollten explizite Methoden verwendet werden, welche die Gleichberechtigung aller Mitglieder der Leitlinien-Autorengruppe gewährleisten. Besonders bei Themenbereichen mit schwacher wissenschaftlicher Evidenz, bei denen die klinische Erfahrung besonderes Gewicht hat, muss sichergestellt werden, dass allen Stimmen in der Leitliniengruppe Gehör geschenkt wird. Hier kann der Einsatz formaler Konsensverfahren (siehe Tabelle 3) hilfreich sein, sogar in ihrer einfachsten Form – der geheimen Wahl. Sind komplexere Konsensmethoden angebracht, empfiehlt sich der Einsatz eines geschulten Moderators.

TABELLE 3:
Formalisierte Verfahren zur Konsentierung von Leitlinien [2]

Nominaler Gruppenprozess	Konsensuskonferenz	Delphi-Technik
Von Delbecq et al. (1975) entwickelter Gruppenentscheidungsprozess. Das Ergebnis ist eine Liste von Ideen und Stellungnahmen, die nach ihrer Wichtigkeit geordnet sind. Ablauf: 1. Jeder Teilnehmer verfasst zunächst für sich allein, ohne Diskussion schriftliche Antworten zu den vorgegebenen Problemen und Fragen. 2. Die Antworten werden gesammelt und allen Mitgliedern gezeigt, ohne jedoch den Autor zu nennen. 3. Die einzelnen Mitglieder nehmen in einer gemeinsamen Runde nacheinander Stellung zu den gesammelten Antworten. 4. Die Schritte (1)-(3) können mehrmals wiederholt werden. 5. Nach mehreren Runden einigen sich die Teilnehmer durch Wahl oder Rangbildung schließlich auf einen bestimmten Satz von Antworten.	Ablauf von Konsensuskonferenzen: 1. Bildung einer Vorbereitungsgruppe. 2. Themenauswahl und Zerlegung der Fragestellung in möglichst sich nicht überschneidende Unterthemen durch die Vorbereitungsgruppe. 3. Bildung eines Panels (zusammen 9-15 Experten, Anwender und Laien) und Verteilung der Unterthemen auf Panelmitglieder durch die Vorbereitungsgruppe. 4. Zusammenstellung des Stands des Wissens und der Erfahrungen durch die Vorbereitungsgruppe. 5. Breit gestreute Einladung zur Konsensuskonferenz mit ausführlichen Unterlagen über den Stand des Wissens und die Erfahrungen durch Panelmitglieder. 6. Offene Diskussion, eventuell in Arbeitsgruppen. 7. Versuch einer Konsensusfindung (inklusive »weiße« Felder, zu erwartender Effizienz und Evaluationsstrategie) im Plenum. 9. Offizielle Bekanntmachung in einer Art konzertierter Aktion.	Delphi-Technik (Delphi-Verfahren, Delphi-Konferenz). Die Delphi-Technik, die bereits 1948 entwickelt wurde, ist eine interaktive Umfragemethode. Charakteristisch sind das kontrollierte Feedback und die Befragung einander unbekannter, anonymisierter Teilnehmer. Ablauf: 1. Einholung anonymisierter Meinungen von Experten mit Hilfe eines Fragebogens oder eines Interviews. 2. Durchführung mehrerer Befragungsrunden, wobei nach jeder Runde die eingetroffenen Antworten zusammengefasst und den Befragten erneut zur Begutachtung zugeschickt werden. So kommt es zur systematischen Modifikation und Kritik der zusammengefassten anonymen Antworten. 3. Erreichung einer Gruppenantwort durch eine Zusammenfassung (häufig statistisch) der individuellen Meinungen in einer Abschlussrunde. Das Delphi-Verfahren sollte abgeschlossen werden, wenn eine Konvergenz der Meinungen erkennbar wird oder wenn das Interesse der Teilnehmer spürbar abnimmt.

KOMMENTAR:

Eine hilfreiche Strategie zur Beteiligung aller Mitglieder der Leitliniengruppe sowie zur Konsensfindung stellt die schriftliche Befragung (Fragebogen mit Ankreuzmöglichkeit sowie freien Antwortfeldern) dar. Im Falle der Leitliniengruppe Hessen wurden diese Fragebögen von der PMV forschungsgruppe erarbeitet, versandt und die Ergebnisse anonymisiert an die federführenden Autoren und bei der nächsten Sitzung an die Gruppenmitglieder zurückgemeldet.

Der Vorteil dieses Verfahrens besteht darin, dass die Teilnehmer sich nochmals in Ruhe mit allen Statements der Leitlinie befassen können, sie aber auch eine Stellungnahme abgeben müssen (siehe Konsensbildung). Teilnehmer, die sich hinsichtlich des ein oder anderen Aspektes nicht sicher genug fühlten, um ihn in der Diskussion zu äußern, haben hier die Gelegenheit, ihre Bedenken oder Vorstellungen zu Papier zu bringen. Dadurch wird auch die Dominanz Einzelner vermieden. Teilnehmer, die an der Sitzung verhindert waren, werden durch dieses Verfahren ebenfalls erreicht.

Die Erarbeitung der hausärztlichen Leitlinien erfolgte in einem mehrstufigen Prozess. Der erste Schritt begann mit der Zusammenstellung kurzer Empfehlungen, die zum Teil nur mit wenig Originalliteratur belegt waren und überwiegend den zu Beginn des Prozesses vorhandenen Konsens in der Leitliniengruppe spiegelten.

Als nächstes entstand der Wunsch, hausärztliche Leitlinien mit evidenzbasierten Aussagen zu erarbeiten. Hierzu wurden, wie zuvor beschrieben, vorhandene evidenzbasierte Leitlinien herangezogen. Um diese nationalen Leitlinien mit den Leitlinien der Leitliniengruppe Hessen inhaltlich vergleichen zu können, wurden die Kernaussagen der entsprechenden Leitlinien herausgearbeitet und gemeinsam mit der in den Leitlinien angegebenen Evidenzen synoptisch gegenübergestellt (siehe Leitliniengruppe Hessen [67], siehe Bericht über BMGS-Projekt [68]. Dadurch wurde ein Vergleich der inhaltlichen Kernaussagen und der als Begründung für die Empfehlungen genannten wissenschaftlichen Grundlagen ermöglicht.

Bei inhaltlich gleichen Empfehlungen wurden die Evidenzquellen der Referenzleitlinie aufgesucht und überprüft. Hierbei zeigte sich, dass nicht in allen Fällen die Entscheidung für die Literaturquellen der nationalen Leitlinien nachvollzogen werden konnte (s. o.). Wo dies möglich war, wurde die Empfehlungsklassifikation übernommen.

Für die Fälle, in denen die inhaltlichen Empfehlungen der Leitlinien widersprüchlich waren, wurden die Originalquellen miteinander verglichen und nach dem Vorgehen der »best evidence« die Empfehlung ausgewählt, die am besten wissenschaftlich belegt war. Tabelle 4 zeigt ein Beispiel für eine solche Synopse, wie sie im Rahmen des BMGS-Projektes durchgeführt wurde.

TABELLE 4:

Leitliniensynopse zum Thema Hyperlipidämie (Auszug)

LL-Gruppe Leitlinie zur Therapie der Hyperlipidämie	SIGN-Leitlinie No 40 Lipids and the primary prevention of coronary heart disease
Maßnahmen vor der Arzneimitteltherapie **Primärprävention:** ■ Hier haben Maßnahmen, die der Arzneitherapie vorangehen oder diese unterstützen, Priorität. ■ Medikamentöse Therapie erst nach 6 Monaten. Allgemeinmaßnahmen bezüglich Rauchen, Diät und wiederholte RR-Messung [Sheffield 2 S. 7].	Lipid lowering in contrext: Lifestyle and other measures ■ Lifestyle measures remain the first priority in the primary prevention of coronay heart disease. ■ Before considering lipid lowering drug therapy for primary prevention lifestyle measures to reduce cardiovascular risk should normally be pursued for a period of 3-6 months. ■ Patients at very hight risk, including those with familial hypercholesterolaemia and some diabetics, may justify drug therapy at an earlier stage.

* Anmerkungen: dieses Beispiel bezieht sich auf eine frühere
Fassung der Leitlinie zur Therapie der Hyperlipidämie

ABBILDUNG 7:

DELBI Domäne 3

	Domäne 3: Methodologische Exaktheit der Leitlinien-Entwicklung (Auszug)	1	2	3	4
10	Die zur Formulierung der Empfehlungen verwendeten Methoden sind klar beschrieben.	☐	☐	☐	☐
11	Bei der Formulierung der Empfehlungen wurden gesundheitlicher Nutzen, Nebenwirkungen und Risiken berücksichtigt.	☐	☐	☐	☐
12	Die Verbindung zwischen Empfehlungen und der zugrunde liegenden Evidenz ist explizit dargestellt.	☐	☐	☐	☐

Quelle: Deutsches Instrument zur
methodischen Leitlinien-Bewertung (DELBI),
Fassung 2005/2006, siehe Anhang 4

1: trifft überhaupt nicht zu
4: trifft uneingeschränkt zu

3.7 Konsultation und externe Begutachtung

Bevor eine Leitlinie in großem Umfang verbreitet wird, ist als weiteres Qualitätsmerkmal die Beteiligung der Leitlinienanwender – durch Konsultation, Begutachtung und / oder durch Testung der Pilotversion – empfehlenswert.

Als Alternative zu Pilotversuchen wird die umfassende Konsultation von Leitlinien im Entwurfsstadium angesehen, z. B. in Form von Leitlinienkonferenzen oder von offenen internetgestützten Diskussionsforen [21]. Diese Vorgehensweisen bieten folgende Vorteile:

- die Leitliniengruppe erhält wertvolle Rückmeldungen und Empfehlungen, z. B. bezüglich bisher nicht bekannt gewordener Evidenz oder hinsichtlich alternativer Interpretationen der vorliegenden Evidenz eines Leitlinien-Entwurfs;
- durch die Einflussnahme auf Form und Inhalt von Leitlinien kann bei den Teilnehmern von öffentlichen Konferenzen oder Internetforen ein Gefühl der Identifizierung erzielt werden;
- potenzielle Implementierungsbarrieren können identifiziert bzw. diskutiert werden;
- Experten / Meinungsführer zum Thema der Leitlinie können durch Bitte um Begutachtung der Entwurfsfassung eingebunden werden.

Die Ergebnisse des Konsultationsverfahrens werden in der Leitliniengruppe diskutiert und entsprechende Änderungen vorgenommen. Die Gründe für Annahme bzw. Ablehnung von Änderungsvorschlägen zu jedem einzelnen Punkt werden dokumentiert. Ein solch umfassendes Konsultationsverfahren trägt maßgeblich zur Validität einer Leitlinie bei. Zudem verbessert es die Chancen einer erfolgreichen Leitlinienimplementierung, da auch Barrieren der Umsetzung rechtzeitig erkannt werden können.

KOMMENTAR:

Vor der Veröffentlichung wurden die hessischen Leitlinien an externe Reviewer (z. B. Mitglieder des Wissenschaftlichen Beirates von KV-H-aktuell) zur Kommentierung geschickt. Wichtig war der Gruppe auch das Feedback der Anwender. Hierzu wurden die Leitlinien in den Pharmakotherapiezirkeln vorgestellt mit dem Hinweis, dass die Rückmeldungen der Teilnehmer wichtig sind, um praxisnahe und handhabbare Leitlinien zu erarbeiten.

Die in den Sitzungen geäußerten Fragen, Anmerkungen und Kritik der Teilnehmer wurden protokolliert und den Leitlinienautoren zur Verfügung gestellt. Diese Funktion wurde noch verstärkt durch die systematische Befragung der Teilnehmer zu jeder Leitlinie, einerseits in Bezug auf die Bedeutung der Leitlinie für die hausärztliche Versorgung und Therapiequalität sowie andererseits in Bezug auf die Umsetzung der Empfehlungen.

Dieses Vorgehen ist zu empfehlen, denn Letzteres gibt nicht nur Aufschluss über das Gelingen der Implementierung, sondern dient auch dazu, dass die Leitlinienautoren Empfehlungen mit niedrigem Umsetzungsgrad in Bezug auf die Formulierung der Botschaft (eindeutig, präzise) und die Relevanz (wichtig, häufig) überprüfen können. Empfehlungen, die hier auf breite Ablehnung stoßen, werden in der Praxis mit aller Wahrscheinlichkeit auch nicht umgesetzt werden.

Das Vorgehen einer Befragung (hier von Zirkelteilnehmern) um Hinweise auf Akzeptanz und Praktikabilität der Leitlinie zu erhalten, ist, wie die Erfahrung der Leitliniengruppe Hessen zeigt, gut praktikabel [69; 70].

ABBILDUNG 8:
DELBI Domäne 2 / Domäne 3

	Domäne 2: Beteiligung von Interessengruppen (Auszug)	1	2	3	4
7	Die Leitlinie wurde in einer Pilotstudie von Mitgliedern der Anwenderzielgruppe getestet.	☐	☐	☐	☐

	Domäne 3: Methodologische Exaktheit der Leitlinien-Entwicklung (Auszug)	1	2	3	4
13	Die Leitlinie ist vor ihrer Veröffentlichung durch externe Experten begutachtet worden.	☐	☐	☐	☐

Quelle: Deutsches Instrument zur
methodischen Leitlinien-Bewertung (DELBI),
Fassung 2005/2006, siehe Anhang 4

1: trifft überhaupt nicht zu
4: trifft uneingeschränkt zu

4 Gestaltung und Disseminierung

4.1 Gestaltung der Leitlinie

Die Erstellung und Gestaltung, Disseminierung sowie Implementierung einer Leitlinie sollten Hand in Hand gehen. Deshalb ist es entscheidend, dass die Gestaltung und Verbreitung der Leitlinie (einschließlich der dazu benötigten Ressourcen) als Bestandteil des Erstellungsprozesses geplant wird.

Leitlinien sollten prägnant das Problem und den empfohlenen Handlungskorridor beschreiben, den Ablauf eines medizinischen Entscheidungsprozesses abbilden und spezifizieren. Umfangreichere Leitlinien sollten ein Inhaltsverzeichnis und eine Zusammenfassung enthalten. Zu jeder Leitlinie gehört ein Literaturverzeichnis. Die Problemstellung, auf die sich die Leitlinien bzw. die Empfehlungen der Leitlinie beziehen, sollte klar formuliert sein.

Eine gute Leitlinie zeichnet sich dadurch aus, dass sie die klinische Information so präsentiert, dass ein nachvollziehbarer Ablauf beschrieben wird und wichtige Alternativen in diesem Ablauf benannt werden. Weiterhin wird empfohlen, Informationen so aufzubereiten (z. B. in Form von Ablaufdiagrammen), dass zumindest für die wichtigen Empfehlungen auch alternative Vorgehensweisen (z. B. für Notfälle oder für verschiedene Behandlungssettings) dargestellt werden.

 KOMMENTAR:

Die Gestaltung der hausärztlichen Leitlinien bis zur gegenwärtigen Form vollzog sich in einem mehrstufigen Prozess. Kernelement jeder Leitlinie war und ist auch heute noch eine Tabelle zur Therapie, in der in der linken Spalte die nichtmedikamentösen, in der rechten Spalte die medikamentösen Maßnahmen aufgelistet sind.

Ziel war es, möglichst kurz und knapp die wichtigsten Empfehlungen auf wenigen Seiten darzustellen. Eine Veränderung in der Gliederung war erforderlich, um die in der Checkliste zur Leitlinienqualität als unabdingbar erachteten Informationen einzufügen. Diese betrafen Hinweise auf die Autoren, ihre Verantwortlichkeit und Unabhängigkeit, das herangezogene Evidenzschema, Hinweise auf die Version und den Zeitpunkt der Überarbeitung, Darlegung der Probleme, auf die sich die Leitlinie bezieht (siehe Hausärztliche Schlüsselfragen) und anderes mehr. Aufgenommen wurden noch Hinweise auf Therapiebesonderheiten und Praxistipps, z. B. Leitlinie zur Angina pectoris und KHK [71].

Die Leitlinien nahmen sukzessive an Umfang zu, so dass bei einer erneuten Überarbeitung (2003 / 2004) ein Inhaltsverzeichnis und eine Zusammenfassung sowie Studientabellen eingefügt und auf eine – soweit möglich – einheitliche Gliederung geachtet wurde. Dies soll dem Nutzer die Handhabung der verschiedenen hausärztlichen Leitlinien erleichtern. Aus Gründen der besseren Lesbarkeit wurde außerdem ein Spaltensatz gewählt. Die Gestaltung orientiert sich an der Internetpräsentation.

ABBILDUNG 9:
DELBI Domäne 4 / Domäne 7

	Domäne 4: Klarheit und Gestaltung (Auszug)	1	2	3	4
15	Die Empfehlungen der Leitlinie sind spezifisch und eindeutig.	☐	☐	☐	☐
16	Die verschiedenen Handlungsoptionen für das Versorgungsproblem sind dargestellt.	☐	☐	☐	☐
17	Schlüsselempfehlungen der Leitlinie sind leicht zu identifizieren.	☐	☐	☐	☐

	Domäne 7: Anwendbarkeit im deutschen Gesundheitssystem (Auszug)	1	2	3	4
26	Die klinische Information der Leitlinie ist so organisiert, dass der Ablauf des medizinischen Entscheidungsprozesses systematisch nachvollzogen wird und schnell erfassbar ist.	☐	☐	☐	☐

Quelle: Deutsches Instrument zur
methodischen Leitlinien-Bewertung (DELBI),
Fassung 2005/2006, siehe Anhang 4

1: trifft überhaupt nicht zu
4: trifft uneingeschränkt zu

Im Folgenden sind drei Beispiele der Präsentation wichtiger Aspekte aus verschiedenen Leitlinien der Leitliniengruppe Hessen dargestellt:

ABBILDUNG 10:
Auszug aus der Leitlinie »Fettstoffwechselstörung – Dyslipidämie«

Dyslipidämie

↘ Hausärztliche Schlüsselfragen

Studien [19], insbesondere aber die Erfahrungen aus der Arbeit in Pharmakotherapiezirkeln zeigen Probleme in der hausärztlichen Versorgung beim Einsatz von Lipidsenkern auf. In den letzten Jahren erfolgte zwar ein Trendwechsel in dem Einsatz von Statinen, aber dennoch besteht weiterhin ein/ eine:

- Fehlender Einsatz von Risiko-Scores.
- Zu häufiger Einsatz der Lipidsenker bei Patienten mit geringem statistischem Risiko für ein kardiovaskuläres Ereignis.
- Unzureichender Einsatz der lipidsenkenden Therapie bei Patienten mit hohem kardiovaskulären Risiko bzw. bei Patienten mit bestehenden Gefäßerkrankungen.
- Unterschätzung des Risikos bei Patienten mit metabolischem Syndrom, bei denen häufig schon bei Diagnosestellung des Diabetes mellitus eine Arteriosklerose besteht. Diese Patienten sind besonders gefährdet.
- Fehlende Therapiekontrolle: Hier wird häufig nicht beachtet, dass ein **Nutzen** nur bei einer **konsequenten Einnahme über mehrere Jahre** belegt ist.
- Unzureichende Durchführung einer medikamentösen Therapie mit Statinen im Sinne zu kurz und in zu niedriger Dosierung [15].

Dem Hausarzt stellen sich **vor** einer Therapie also folgende Fragen:

- Wie sieht das Risikoprofil des Patienten aus? Bestehen Übergewicht, Bewegungsmangel, Alkohol- oder Nikotinmissbrauch?
- Sind Begleiterkrankungen, die ein kardiovaskuläres Risiko bergen, adäquat behandelt?
- Welches Risiko haben Diabetiker? Bestehen neben dem Diabetes noch weitere Risikofaktoren? Welche Diabetiker sollten zusätzlich mit Statinen therapiert werden?
- Welche nichtmedikamentösen Maßnahmen können empfohlen werden? Wie kann der Patient in der Umstellung seiner Lebensweise motiviert und unterstützt werden?
- Gibt es einen Schwellenwert für LDL-Cholesterin, ab dem behandelt werden sollte? Welche Werte sind in der Behandlung anzustreben?
- Welche lipidsenkenden Wirkstoffe sollen eingesetzt werden? Für welche Arzneimittel liegen Endpunktstudien vor?
- Wie kann die Compliance sowohl in Bezug auf die nichtmedikamentösen wie auch auf die arzneimittelbezogenen Maßnahmen gefördert werden?
- Profitieren alle Altersgruppen gleichermaßen von der Therapie? Können die Studienergebnisse auf die eigenen Patienten übertragen werden?
- Ist der Patient in der Lage, eine langjährige medikamentöse Therapie mitzutragen?

08

ABBILDUNG 11:
Auszug aus der Leitlinie »Schmerz«

Beratungsursache 5: Kopfschmerzen 1/3

↘ Spannungskopfschmerz

Für alle Kopfschmerzarten gilt: Sekundäre Ursachen ausschließen (z. B. Augen, Nasennebenhöhlen, Halswirbelsäule, Kauapparat, Tumor, Hochdruck usw.) und gezielt behandeln.

Spannungskopfschmerz:
Dumpf-drückender Schmerzcharakter; betrifft meist den ganzen Kopf; nicht typisch anfallsartig; nur geringe vegetative Begleitsymptomatik (zur Diagnostik und Klassifikation s. [61]).

Maßnahmen, die der Arzneitherapie vorangehen oder diese unterstützen	Arzneitherapie

Maßnahmen, die der Arzneitherapie vorangehen oder diese unterstützen

Eine nichtmedikamentöse Therapie reicht häufig aus. In jedem Fall sollte sie bei medikamentöser Zusatztherapie fortgesetzt werden [152] {A, Ia}
- Schmerztagebuch
- Information über auslösende Faktoren (z. B. Schlafstörung, Alkohol, Koffein)
- Psychotherapie (z. B. Stressbewältigungstraining), Schlafstörungen erfragen [114] {A, eR}, [115] {Ia}
- Entspannungstraining (Jacobson), autogenes Training [138] {A, Ia}, biofeedbackgesteuertes Entspannungstraining [23] {A, Ib}
- Sporttherapie (Ausdauersport: Joggen, Radfahren, Schwimmen)
- Akupunktur [92] {B, R}, [91, 153], Akupressur
- TENS [132] {A, Ib}
- Chirotherapie [17] {A, Ib}
- Physikalische Therapie [95] {B, IIb}
- Ätherische Öle (z. B. Pfefferminz) auf die Schläfen/die Stirn [57] {A, Ib}

Arzneitherapie

Bei akutem Auftreten:
- Paracetamol [119] {A, Ib}
- Ibuprofen [36] {A}
- ASS [136] {A, Ib}
- Metamizol [96] {A, Ib} (Reservemedikation wegen Agranulozytoserisiko)
- Neuraltherapie

Triptane und Ergotamine wirken hier nicht!

Bei chronischem Auftreten (> 3 Monate oder jeden 2. Tag):
- Cave: Analgetikaabusus! Aufklären und schrittweise Analgetika absetzen! (s. Analgetikakopfschmerz)
- Antidepressiva: z. B. Amitriptylin [143] {A, Ia}; Anhebung der Schmerzschwelle; Wirkung setzt frühestens nach ca. 14 Tagen ein, der Erfolg kann frühestens nach ca. 6 Wochen bei ausreichender Dosierung beurteilt werden; erst dann ist das Umsetzen auf ein anderes Medikament sinnvoll. Selektive Serotoninwiederaufnahmehemmer wirken nicht.

13

48

ABBILDUNG 12:

Beispiel für die Darstellung der medikamentösen Therapieentscheidung
in der hausärztlichen Leitlinie zur Angina pectoris und KHK [71]

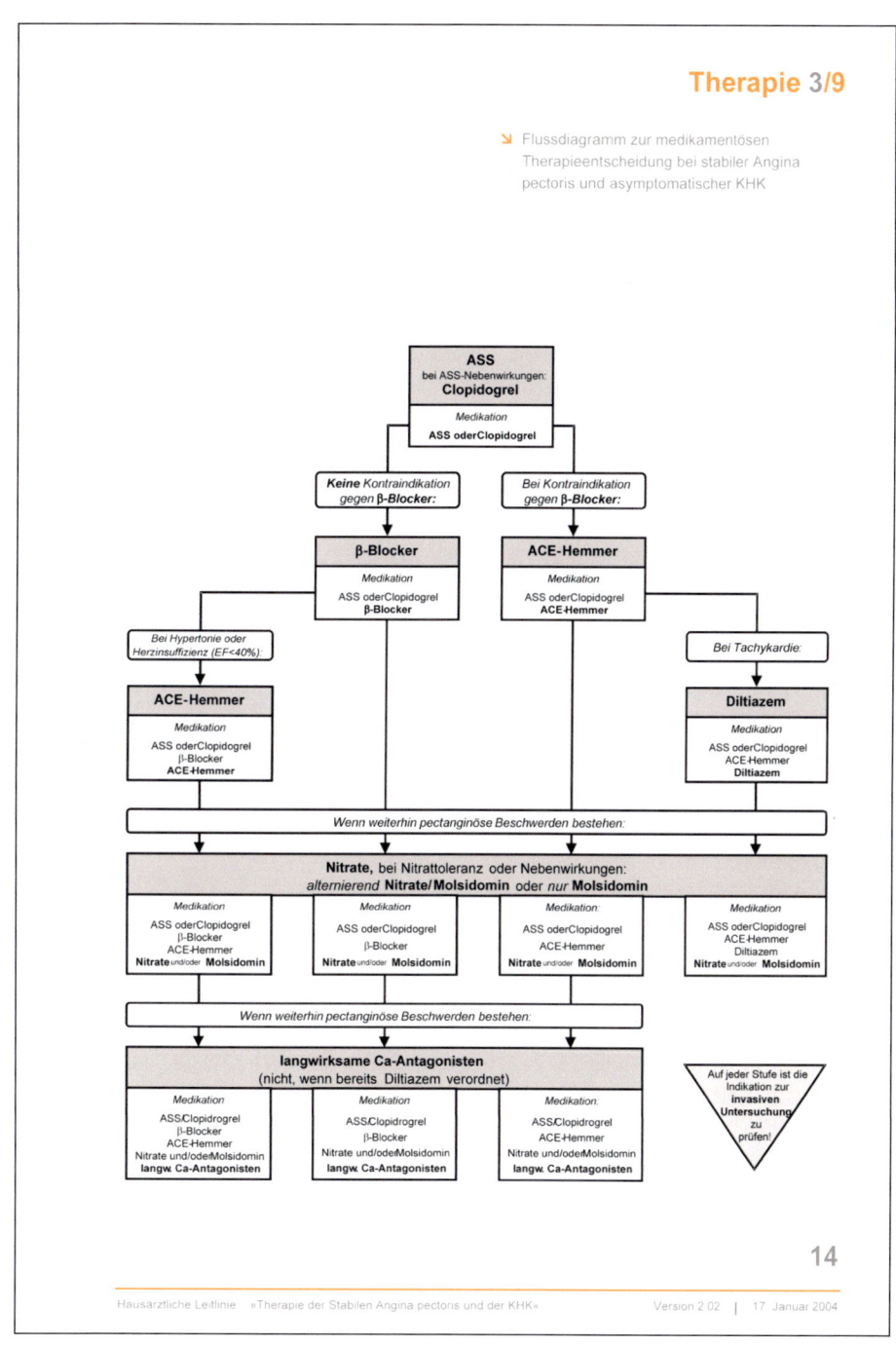

4.2 Disseminierung

Eine Verbreitung der Leitlinie über verschiedene Wege ist sinnvoll, um möglichst viele potenzielle Anwender zu erreichen. Die unterschiedlichen Verbreitungsformen können sich nicht nur gegenseitig verstärken, sondern auch die inhaltliche Relevanz der Leitlinie betonen.

Die Zugänglichkeit einer Leitlinie kann beispielsweise durch kostenlose Verfügbarkeit im Internet (inklusive Einstellung in die wesentlichen Leitliniendatenbanken) oder als Beilage zu offiziellen Publikationsorganen der Anwendergruppen gefördert werden. Auf die Existenz der Leitlinie sollte bei der Veröffentlichung möglichst breit hingewiesen werden. Die Leitlinie sollte Bezugshinweise, ggf. auch auf weitere Unterlagen enthalten.

Leitlinien können sowohl in gedruckter als auch elektronischer (für Computer geeigneter) Form verbreitet werden. Durch diese unterschiedlichen Formen erreicht man verschiedene Leserkreise. Der enorme Vorteil elektronischer Veröffentlichungen ist ihre leichte Aktualisierbarkeit; zudem sind die dabei anfallenden Kosten niedriger als bei gedruckten Versionen. Im Idealfall sollten sich beide Formen ergänzen. Elektronische Leitlinien können durch Verwendung von Hypertext-Links so aufbereitet werden, dass während der Sprechstunde ein schneller Zugriff auf bestimmte Informationen möglich ist. Werden Leitlinien auf verschiedenen Internetseiten eingestellt, ist auf die Pflege dieser Seiten (Aktualisierung!) zu achten. Der praktizierende Arzt bevorzugt kurze, umfassende und flexible Leitlinien. An einer Stelle zugängliche Leitliniensammlungen sind nützlicher als einzeln publizierte Leitlinien, nach denen man erst in verschiedenen Büchern, Zeitschriften, Datenbanken oder Internetseiten suchen muss. Die gute Zugänglichkeit von Leitlinien stellt eine unabdingbare Voraussetzung für deren Anwendung dar [72].

Im Rahmen des BMGS-Projektes zur Leitlinienimplementierung [69] wurde eine Befragung der Anwender (hier Teilnehmer der Pharmakotherapiezirkel) durchgeführt. Den Ergebnissen dieser Akzeptanzbefragung zufolge, werden inhaltlich und formal speziell auf den Praxisalltag zugeschnittene Leitlinien gewünscht. In der Hektik des Praxisalltags sind vor allem kurze und übersichtliche Darstellungen gefragt, die sich schnell aktualisieren lassen und wenig Papiermüll verursachen. Auch EDV-Module wurden in diesem Zusammenhang immer wieder erwähnt, ohne dass die Befragten hier jedoch über konkrete Erfahrungen verfügten. Inwiefern eine Umsetzung in die Praxissoftware zu tatsächlichen Veränderungen führt, wird allerdings auch wissenschaftlich noch kontrovers diskutiert.

KOMMENTAR:
Die von der Leitliniengruppe Hessen erarbeiteten hausärztlichen Leitlinien werden auf unterschiedlichen Wegen publiziert:
- Einzelne Leitlinien sowie Tischversionen über die Schriftenreihe KVH aktuell;
- Als Leitlinienheft (Zusammenstellung aller Leitlinien [73]);
- In aufbereiteter Form, d. h. Hinweise auf die Leitlinie oder Übernahme einzelner Punkte in andere Materialien z. B. in den Arbeitsunterlagen (Manuale) für Qualitätszirkel oder Ärztenetze [74];
- Via Internet (z. B. www.leitlinien.de, www.pmvforschungsgruppe.de);
- Hinweise in Fachzeitschriften;
- Vorstellung auf Fortbildungsveranstaltungen und Fachtagungen.

Domäne 4: Klarheit und Gestaltung (Auszug)		1	2	3	4
18	Es existieren Instrumente bzw. Materialien, die die Anwendung der Leitlinie unterstützen.	☐	☐	☐	☐

Domäne 7: Anwendbarkeit im deutschen Gesundheitssystem (Auszug)		1	2	3	4
27	Es ist eine Strategie / ein Konzept für die einfache Zugänglichkeit und für die Verbreitung der Leitlinie dargelegt.	☐	☐	☐	☐

Quelle: Deutsches Instrument zur
methodischen Leitlinien-Bewertung (DELBI),
Fassung 2005/2006, siehe Anhang 4

1: trifft überhaupt nicht zu
4: trifft uneingeschränkt zu

5 Implementierung

5.1 Implementierungskonzept

Unter Implementierung versteht man den Transfer von Handlungsempfehlungen in individuelles Handeln bzw. Verhalten von Ärzten und anderen Leistungserbringern, von Patienten und anderen Betroffenen [75].

Implementierung umfasst folglich Verfahren zur Disseminierung sowie zur Integration der Leitlinien in den Praxisalltag. In den Ländern des deutschen Sprachraums existieren bisher keine systematischen Programme zur flächendeckenden Implementierung von Leitlinien. Die vorrangig praktizierte, überwiegend passive Verbreitung der Leitlinieninhalte (z. B. durch Printmedien oder Frontalvorträge) ist weitgehend ineffektiv, wenn es um tatsächliche Verhaltensänderungen von Ärzten geht.

In den meisten erfolgreichen Projekten zur Leitlinienimplementierung wurden unterschiedliche Strategien miteinander kombiniert, um größtmögliche Wirksamkeit entfalten zu können [76]. Dabei handelt es sich um edukative, finanzielle, organisatorische und / oder regulatorische Strategien [77]. Konzepte zur Leitlinienimplementierung müssen die fördernden und hemmenden Einflussfaktoren (siehe Abbildung 14) berücksichtigen.

ABBILDUNG 14:
Einflussfaktoren für die Implementierung von Leitlinien [78]

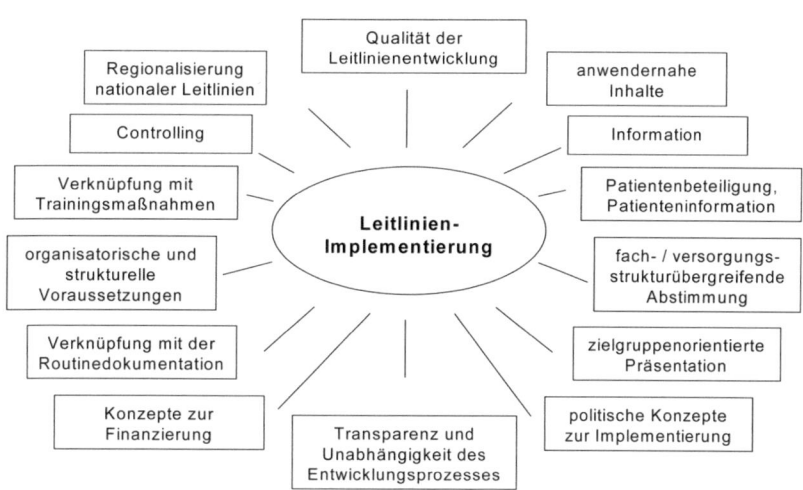

ABBILDUNG 15:
DELBI Domäne 7

Domäne 7: Anwendbarkeit im deutschen Gesundheitssystem (Auszug)		1	2	3	4
28	Ein Konzept zur Implementierung der Leitlinie wird beschrieben.	☐	☐	☐	☐

Quelle: Deutsches Instrument zur
methodischen Leitlinien-Bewertung (DELBI),
Fassung 2005/2006, siehe Anhang 4

1: trifft überhaupt nicht zu
4: trifft uneingeschränkt zu

5.2 Erfahrungen der Leitliniengruppe Hessen zur Implementierung

 Implementierung ist ein komplexer und kontinuierlicher Prozess und kein einmaliger »Verwaltungsakt« [78]. Implementierung bedeutet – so zumindest im Verständnis der Leitliniengruppe Hessen –, die Adressaten der Leitlinie durch einen professionellen Diskurs, d. h. durch Argumente, die an die wissenschaftliche Grundlage der Arbeit sowie an die tägliche Praxiserfahrung anschließen, dafür zu gewinnen, sich mit dem gegenwärtigen Handeln auseinanderzusetzen und auf Grund der Reflexion eine Leitlinienempfehlung aus Überzeugung in den Praxisalltag zu integrieren. Leitlinienimplementierung durch Zirkelarbeit (s. Kap 1.3) stellt somit einen Fortbildungsprozess – continuing medical education – dar, der durch die Profession selbst initiiert und mit Inhalten gefüllt wird.

Die Leitliniengruppe Hessen und die PMV forschungsgruppe haben langjährige Erfahrung in der Zirkelarbeit und den damit intendierten Verhaltensänderungen in Bezug auf die Umsetzung einer rationalen Pharmakotherapie in der hausärztlichen Praxis. Vor diesem Erfahrungshintergrund und gestützt durch internationale Forschungsergebnisse, die in der Kombination verschiedener Verfahren wie schriftliches Feedback, Kleingruppenarbeit, Peer Review u. ä. den Erfolg einer Intervention sehen [79], wählte die Leitliniengruppe die Pharmakotherapiezirkel als »Vehikel« zur Dissemination sowie – durch die Verfahren der Zirkelarbeit selbst – zur Implementierung der Leitlinie.

Welche Elemente das in Hessen gewählte Konzept der Implementierung enthält, das sich – wie die Evaluation zeigt (s. u.) – bisher bewährt hat, ist im Folgenden stichpunktartig dargestellt.

- Entwicklung der Leitlinien durch die Anwender (bottom-up-Strategie);
  hier: Hausärzte als Mitglieder der Leitliniengruppe.

- Transparenz über die Arbeitsweise der Leitliniengruppe herstellen.
  Diese Anforderung an die Leitlinienautoren wurde durch die ausführlichen Leitlinienreporte, die Erläuterungen der Mitglieder der Leitliniengruppe (als Moderatoren) in den Zirkelsitzungen und durch das ausführliche Literaturverzeichnis sowie durch den Nachweis, wie die Evidenzbewertung vorgenommen wurde, erreicht.

- Qualifikation der Leitlinienautoren und Moderatoren sicherstellen.
  Durch ihre langjährige Erfahrung als Pharmakotherapieberater, als Moderatoren von Qualitätszirkeln und (z. T.) als Mitglieder der Leitliniengruppe waren die Moderatoren sehr gut in der Lage, in den Zirkeln die Leitlinienaussagen zu vertreten und ihre Entscheidungen für oder gegen bestimmte Vorgehensweisen zu begründen. Zu den Qualifikationen zählen auch Kenntnisse in der Interpretation und Bewertung epidemiologischer und klinischer Studien. Diese sowie ausreichende Moderationserfahrung sollten bei Anwendung des Konzeptes gegeben sein.

- Konzentration auf ausgewählte relevante Themen.
  Die hausärztliche Leitliniengruppe hat sich bei der Themenauswahl auf Bereiche der hausärztlichen Versorgung beschränkt, für die aus ihrer Perspektive und Erfahrung besonderer Handlungsbedarf in Bezug auf Qualität oder Wirtschaftlichkeit der Therapie besteht. Der Fokus liegt vor allem auf der Behandlung, und dort gleichermaßen auf nichtmedikamentösen und medikamentösen Maßnahmen. Die Konzentration auf relevante Themen sowohl in der Leitlinienarbeit als auch in der Vermittlung der Leitlinien zusammen mit der Verordnungsanalyse im Zirkel

erhöht bei den Adressaten – den potenziellen Anwendern der Leitlinie – die Chance auf Umsetzung der Empfehlungen. Zugleich sollten die Empfehlungen »Neues« enthalten bzw. zur Klärung von Kontroversen beitragen, da die Ärzte unter den Aspekten der Fortbildung als auch des Zugewinns an Handlungssicherheit ansprechbar sind. Mit anderen Worten: es muss sich für sie lohnen, ihre Zeit in die Zirkelarbeit und das Lesen der Leitlinie zu investieren (siehe Kap. 2.1).

– Adressaten für die Anwendung der Leitlinie als Reviewer ansprechen.
Die Leitlinien wurden in den Zirkeln vorgestellt mit dem Hinweis, dass die Rückmeldungen der Teilnehmer wichtig sind, um praxisgerechte und handhabbare Leitlinien zu erarbeiten. Hierzu wurden die in den Sitzungen gegebenen Hinweise der Teilnehmer protokolliert und den Leitlinienautoren zur Verfügung gestellt. Diese Funktion wurde noch verstärkt durch die systematische Befragung der Teilnehmer zu jeder Leitlinie einerseits in Bezug auf die Bedeutung der Leitlinie für die hausärztliche Versorgung sowie andererseits in Bezug auf die Umsetzung der Empfehlungen.

– Verbindung der Leitlinienimplementierung mit Verfahren der datengestützten Qualitätssicherung.
Als ein äußerst wichtiges Element im Implementierungsprozess ist die Einbindung der Leitlinienempfehlungen in die Materialien zur Qualitätszirkelarbeit zu nennen (neben der Verteilung der Leitlinie in gedruckter Form und der Verbreitung durch das Internet). Dies erfolgte einerseits durch kurze Wiedergabe der zentralen Empfehlungen für das im Zirkel behandelte Thema sowie andererseits durch die Verknüpfung mit der Verordnungsanalyse aus den Daten der Teilnehmer. Hierzu wurden aus der Leitlinie Indikatoren abgeleitet, die dem einzelnen Arzt bzw. den Zirkelteilnehmern als Gruppe den Umsetzungsgrad der Leitlinienempfehlung in Bezug auf die Verordnungsweise zeigen. Die Diskrepanz zwischen der Darstellung des Umsetzungsgrades und der eigenen subjektiven Sichtweise, stößt – so die Erfahrungen aus der Qualitätszirkelarbeit – den Prozess der Auseinandersetzung mit der Thematik (z. B. einer bestimmten Leitlinienempfehlung) und den eigenen Verordnungsroutinen an (siehe hierzu ausführlicher [80], siehe Kap. 2.3).

– Qualitätszirkelarbeit als zentrales Implementierungsverfahren mit Leitlinienautoren als Moderatoren und Multiplikatoren.
Das Zirkelkonzept (datengestützt, moderiert durch Hausärzte) mit den Leitlinienautoren als Moderatoren und Multiplikatoren für die Umsetzung der Leitlinienempfehlungen hat sich bewährt. Die Zirkelarbeit erlaubt nicht nur die Erläuterung der Empfehlungen und die Bewertung der Verordnungsweise, sondern auch die Diskussion von Hemmnissen und Barrieren zur Umsetzung der Empfehlung (zeitliche Ressourcen, Einschätzung des Nutzens der Empfehlung, Einschätzung der Akzeptanz bei Patienten sowie der eigenen Fähigkeiten, Empfehlung umzusetzen etc.) sowie die Erarbeitung von Strategien zur Veränderung des Praxishandelns (s. Kap. 2.3).

– Peer Review und Feedback.
Verfahren zur Implementierung von Leitlinien sind in Bezug auf die Anforderungen an die Methodik und Bewertung der Effizienz mit anderen Verfahren zur Qualitätssicherung vergleichbar (CME, Audits, Peer Review, etc.). Hierbei haben sich folgende in Kombination eingesetzte

Verfahren bewährt: schriftliche Materialien (Manuale für die Sitzungen, Leitlinien) zur Vor- und Nachbereitung der Zirkelsitzung, schriftliches Feedback-Verfahren zur Verordnungsweise, Gruppenvergleiche der Verordnungsweise der Zirkelteilnehmer und mit den Moderatoren, persönlicher Erfahrungsaustausch im Zirkel sowie Peer Review durch die Bewertungen der Verordnungsweise durch die Moderatoren bzw. Zirkelteilnehmer.

– Befragung der Teilnehmer zur Akzeptanz und Umsetzung
   der Leitlinienempfehlungen.
   Die Teilnehmer der Pharmakotherapiezirkel wurden zu jeder Leitlinie schriftlich befragt. Dies dient einerseits dazu, Rückmeldung zur Akzeptanz der Leitlinien, zu ihrer »Nützlichkeit« sowie zu ihrer – aus der subjektiven Wahrnehmung der Teilnehmer – vorgenommenen Umsetzung der Empfehlungen zu erhalten. Darüber hinaus stellt die Befragung aber auch ein weiteres didaktisches Element der Implementierung dar, da die zentralen Inhalte der Leitlinie durch die Befragung wiederholt werden und sich bei der Vorstellung der Ergebnisse wiederum eine Verständigung zur Sinnhaftigkeit der Empfehlung sowie den Umsetzungsmöglichkeiten ergibt [81].

Dieser hier kurz skizzierte Prozess ist nicht voraussetzungslos, einerseits in Bezug auf die notwendigen Ressourcen (z. B. Feedback durch Datenanalyse im Vorher-Nachher-Vergleich, wissenschaftliche Begleitung, Befragungen) sowie hinsichtlich der Anforderungen an alle Beteiligte, sich auf dieses Vorgehen »einzulassen«.

5.3   Implementierungshindernisse

Leitlinien können durch ihre Empfehlungen Veränderungen der üblichen Organisation der Gesundheitsversorgung auf struktureller Ebene (auch im Gesamtverbund aller Gesundheitseinrichtungen), in einer Einrichtung (Praxis, Klinik, Abteilung etc.) oder im Verhalten der medizinischen Leistungserbringer notwendig machen. Diese potenziellen Veränderungen können die Umsetzung der Empfehlungen be- oder verhindern. Es ist grundsätzlich auch nicht auszuschließen, dass eine leitlinienassoziierte Qualitätsverbesserung zu einer potenziellen Verschlechterung der wirtschaftlichen Position des Anwenders sowie ggf. auch des Patienten führt. Sollte dies der Fall sein, ist mit einem Implementierungshemmnis zu rechnen. Deshalb ist zu fordern, dass in einer Leitlinie die zu erwartenden wirtschaftlichen Konsequenzen klar benannt und den Vorteilen durch die Qualitätsverbesserung gegenübergestellt werden.

KOMMENTAR:

Als einen entscheidenden Faktor für die Akzeptanz von Leitlinien identifizierte die Befragung von Zirkelteilnehmern die Einbindung (direkt durch Mitarbeit in der Leitliniengruppe oder durch einen Vertreter, der die hausärztliche Situation angemessen repräsentiert) in die Entwicklung der Leitlinien.

   Die Mehrzahl der befragten Ärzte hielt es im Hinblick auf die Akzeptanz für sehr wichtig, dass hausärztliche Leitlinien auch von Hausärzten entwickelt werden. Offensichtlich hat die »Ownership« des Prozesses gerade in der hausärztlichen Versorgung eine besonders hohe Bedeutung.

In der Literatur sind bereits einige Akzeptanz- und Implementierungshemmnisse beschrieben worden, die bei der Erstellung einer Leitlinie und bei der Planung der Implementierung zu berücksichtigen sind [15; 82; 83].

Barrieren für eine Leitlinienumsetzung, z. B. bedingt durch fehlende Fertigkeiten, eine ablehnende Haltung oder auch durch die Einstellung, die Anforderungen der Leitlinie nicht erfüllen zu können, können im Gespräch mit den potenziellen Anwendern (z. B. in Qualitätszirkelsitzungen oder auch auf Fortbildungsveranstaltungen) thematisiert werden.

Die Leitlinienautoren sollten auf Hemmnisse achten, die durch die Leitlinie selbst hervorgerufen werden. Bei der Beurteilung der Chancen auf Akzeptanz einer Leitlinie sind die einzelnen Empfehlungen hinsichtlich ihre Umsetzungsmöglichkeiten zu überprüfen.

Es besteht durchaus die Gefahr, dass eine Leitlinie insgesamt auf Ablehnung stößt, weil einzelne Empfehlungen für den Praxisalltag als nicht praktikabel eingestuft werden [68; 84]. Last but not least trägt auch die Gestaltung der Leitlinie (Übersichtlichkeit, Schriftbild, Abbildungen) zur Akzeptanz bei.

KOMMENTAR:

Hinweise auf Empfehlungen, die Widerspruch und Ablehnung hervorrufen, erhalten die Leitlinienautoren in Hessen durch die Arbeit in den Qualitätszirkeln. So gab es von ärztlichen Kollegen beispielsweise Widerspruch, bei Patienten mit hohen Blutdruckwerten, jedoch ohne Vorliegen weiterer Risikofaktoren, zunächst auf Veränderungen im Lebensstil zu achten.

Die Ablehnung des Behandlungsalgorithmus führte bei der Überarbeitung der Leitlinie zu neuen, differenzierteren Empfehlungen. Zum Teil sind Widerstände und Kritik voraussehbar, da in der Regel diese Punkte auch innerhalb der Leitliniengruppe kontrovers diskutiert wurden – so beispielsweise die Forderung, bei einer Erstgabe eines ACE-Hemmers den Patienten ca. eine Stunde in der Praxis zu beobachten. In der Vorbereitung auf die Zirkelsitzung werden in der Moderatorengruppe mögliche Akzeptanzprobleme antizipiert und Möglichkeiten zur Überwindung besprochen.

ABBILDUNG 16:
DELBI Domäne 5

	Domäne 5: Generelle Anwendbarkeit (Auszug)	**1**	**2**	**3**	**4**
19	Die möglichen organisatorischen Barrieren gegenüber der Anwendung der Empfehlungen werden diskutiert.	☐	☐	☐	☐
20	Die durch die Anwendung der Empfehlungen der Leitlinie möglicherweise entstehenden finanziellen Auswirkungen werden berücksichtigt.	☐	☐	☐	☐

Quelle: Deutsches Instrument zur
methodischen Leitlinien-Bewertung (DELBI),
Fassung 2005/2006, siehe Anhang 4

1: trifft überhaupt nicht zu
4: trifft uneingeschränkt zu

6 Monitoring, Evaluation und Überarbeitung

6.1   Monitoring und Evaluation

Die Anwendung von Leitlinien kann durch eine Evaluation der Leitliniennutzung und der Auswirkungen des Leitlinieneinsatzes gefördert werden. Dazu bedarf es einerseits Daten (Routinedaten, Dokumentationen in der Praxis, Befragungsdaten) sowie andererseits Messgrößen, die erlauben, drei unterschiedliche Aspekte beurteilbar zu machen:
- die Konformität der Versorgung mit den Leitlinienempfehlungen, d. h. Überprüfung der Leitlinienanwendung in der Praxis;
- den individuellen Therapieerfolg, d. h. die individuelle Ergebnisqualität;
- die Auswirkungen der Leitlinie auf alle von der Leitlinie betroffenen Patients, d. h. die populationsbezogenen Ergebnisse der Leitlinienanwendung.

Diese Daten stehen in der Regel Arztgruppen, die sich um die Qualität ärztlichen Handelns bemühen und Verbesserungen dokumentieren wollen, nicht zur Verfügung oder sind nur mit hohem Aufwand und persönlichem Engagement erhältlich [85].

Um die Wirksamkeit einer Leitlinie bezüglich des Implementierungserfolges und der Versorgungsqualität zu überprüfen, bedarf es hochwertiger Indikatoren (Kriterien / Messgrößen) [11]. Diese sollten aus den (Schlüssel-)Empfehlungen der Leitlinie abgeleitet worden sein und in der Leitlinie dargestellt werden. Die Nutzung solcher Indikatoren unterstützt sowohl die Selbstkontrolle als auch den Vergleich mit anderen Leistungserbringern. Vor diesem Hintergrund empfehlen Experten, aus Leitlinien eine Kombination von Indikatoren / Messgrößen abzuleiten, mit denen sowohl Struktur-, als auch Prozess- und Ergebnisqualität eines Verfahrens abgebildet werden können [11].
   Qualitätsindikator bedeutet, dass eine Evidenz oder ein Konsens vorhanden ist, dass mit dieser Messgröße Qualität erfasst werden kann [86]. Aus evidenzbasierten Leitlinienempfehlungen lassen sich Indikatoren ableiten. Vorgeschlagen wird als Taxonomie, eine Einteilung in arzneimittelbezogene, krankheitsbezogene und patientenbezogene Indikatoren zur Verordnungsqualität [87]. Bei der Darstellung der Indikatoren ist zu berücksichtigen, dass sich die Qualität der herangezogenen Daten auf die Qualität des Indikators auswirkt.
   Die Aussagefähigkeit und damit Akzeptanz der gewählten Indikatoren ist abhängig von ihrer Validität: Messen sie das, was sie zu messen vorgeben? Die meisten der bisher eingesetzten Indikatoren erfüllen die Kriterien der Face und Content Validity. Ersteres bedeutet, dass der Indikator plausibel ist (hierüber kann in einer Gruppe ein Konsens erzielt werden). Unter content validity versteht man, dass der Indikator eine Studienfrage erfasst, z. B. wenn er aus dieser oder einer Leitlinie abgeleitet ist. Beide Methoden der Validierung geben jedoch keine Garantie für die Richtigkeit des Indikators. Hierzu sind Untersuchungen nötig, die zeigen, dass der Indikator mit einem Goldstandard (einer Untersuchung an Patienten) korrespondiert. Zurzeit bestehen Bemühungen, Prinzipien zur Entwicklung von Verordnungsindikatoren und eine gemeinsame Evidenzgrundlage für Indikatoren zu schaffen.

Für die Arbeit mit Indikatoren sind folgende Punkte relevant (siehe hierzu auch [88]):
- Die Datenerhebung sollte kontinuierlich, zeitnah und unaufwendig möglich sein.
- Zwischen einer Messgröße und der Qualität der Versorgung muss ein plausibler, belegter Zusammenhang bestehen.
- Es ist zu überprüfen, ob der Indikator im zeitlichen Verlauf stabil ist.

Es bedarf Kenntnisse der externen Einflussfaktoren auf den Indikator (z. B. Erstattungsfähigkeit, Vertriebswege, Honorierung etc.).

KOMMENTAR:

Die Leitliniengruppe Hessen misst den Implementierungserfolg einzelner Empfehlungen der hausärztlichen Leitlinien anhand von Verordnungsdaten [89; 90]. Der Datenzugang – und damit die Möglichkeit der Evaluation – stellt ein Kriterium für die Priorisierung der Themenwahl dar (siehe Kap. 3.1).

Die Heranziehung von Verordnungsdaten für die Implementierung und Evaluation hat sich bewährt, da jeder Arzt (Teilnehmer eines Pharmakotherapiezirkels) nicht nur die Leitlinienempfehlung erhält, sondern zur jeweiligen Zirkelsitzung (= Status Quo) sowie nach Abschluss der Zirkelarbeit (= Evaluation) auch ein Feedback zur Leitliniennähe seiner Verordnungsweise (bezogen auf einzelne Indikatoren).

Die Indikatoren werden im Leitlinienreport, in den Manualen zur Zirkelarbeit und teilweise auch schon in den Leitlinien selbst dargelegt; sie erfüllen die Kriterien der Face- und Content Validity [91]. Mit Hilfe der Indikatoren können Verbesserungspotenziale aufgezeigt werden – diese sind Gegenstand der Zirkelsitzungen. Die Indikatoren der Leitliniengruppe Hessen beziehen sich auf die Prozessqualität; die Verbesserung der individuellen Ergebnisqualität ist durch kontrollierte Studien zu erbringen bzw. wird aus den evidenzbasierten Empfehlungen abgeleitet.

Die Evaluation der Auswirkungen der Leitlinie auf alle betroffenen Patienten geht über die Arbeit und die Möglichkeiten einer regionalen Leitliniengruppe hinaus.

ABBILDUNG 17:
DELBI Domäne 5

Domäne 5: Generelle Anwendbarkeit (Auszug)	1	2	3	4
21	Die Leitlinie benennt wesentliche Messgrößen für das Monitoring und / oder die Überprüfungskriterien.	☐	☐	☐	☐

Quelle: Deutsches Instrument zur
methodischen Leitlinien-Bewertung (DELBI),
Fassung 2005/2006, siehe Anhang 4

1: trifft überhaupt nicht zu
4: trifft uneingeschränkt zu

Die folgende Abbildung 18 zeigt ein Beispiel für Qualitätsindikatoren und eine Evaluation aus dem Leitlinienreport zur hausärztlichen Leitlinie »Behandlung der Hyperlipidämie«. Indikatoren, die sich auf nichtmedikamentöse Maßnahmen beziehen, werden z. T. auch benannt, sie sind jedoch durch die Ärzte anhand ihrer eigenen Aufzeichnungen selbst zu evaluieren (z. B. regelmäßige Kontrolle der Füße bei Diabetikern).

Ausschnitt aus dem Leitlinienreport zur hausärztlichen Leitlinie »Behandlung der Hyperlipidämie«

Ausführungen zur Implementation der Leitlinie 1/2

↘ Implementation
↘ Evaluation

Implementation

Die hausärztlichen Leitlinien sind eingebettet in das Qualitätssicherungsprogramm ärztlicher Verordnungsweise der Kassenärztlichen Vereinigung Hessen in Kooperation mit dem VdAK/AEV. Das Projekt Pharmakotherapiezirkel (PTZ) arbeitet nach dem Konzept der datengestützten Qualitätssicherung. Dies bedeutet, dass für jeden Teilnehmer Verordnungs- und – so weit EDV-erfasst – jetzt auch Krankenscheindaten erhoben, ausgewertet und die Ergebnisse in themenspezifischen Manualen dargestellt werden (s. Leitlinien-Report der Leitliniengruppe Hessen und Literaturangaben).

Die Aussagen der Leitlinie "Therapie der Hyperlipidämie" sind in das Manual "Lipidsenker-Therapie" integriert und wurden von den Moderatoren in den Zirkelsitzungen erläutert. Nach Abschluss der Zirkelsitzungen erhalten die Teilnehmer einen ausführlichen Bericht mit den Ergebnissen der Evaluation. Hierzu werden ihre Verordnungsdaten vor Beginn der Zirkel mit den Verordnungsdaten nach Durchführung des Programms in Bezug auf die zentralen Fragestellungen der Zirkelarbeit verglichen. Anhand von Indikatoren wird der Grad der Umsetzung der Leitlinien in Bezug auf die Verordnungsweise dargestellt (s. w. u, s. weitere Ausführungen im Leitlinien-Report).

Evaluation

Auf der Grundlage der Leitlinie "Therapie der Hyperlipidämie" wurden in Bezug auf die Arzneimittelauswahl und Therapie folgende Indikatoren abgeleitet und auf der Basis der Verordnungsdaten der PTZ Teilnehmer dargestellt (s. Bericht zur 1. PTZ-Sitzung; 2001):

- Indikationsstellung für eine Verordnung von Lipidsenkern im Rahmen der Primär- bzw. Sekundärprävention. Eine Verordnung für die Sekundärprävention wird an Hand von verschiedenen Diagnosen definiert: ischämische Herzkrankheit, AVK, Carotisstenose, TIA, Hirninfarkt, Zustand nach Apoplex, Zustand nach Herzinfarkt, Dilatation, Stent, Bypass, Transplantation und Diabetes,
- Verordnung von Lipidsenkern bei Diabetikern,
- Arzneimittel erster Wahl (Simvastatin, Pravastatin),
- Vermeidung von Risikokombinationen (CSE-Hemmer und Fibrate, Nikotinsäurederivate oder Makrolidantibiotika).

Anhand dieser Indikatoren kann der Status-Quo der Umsetzung bestimmter Leitlinienempfehlungen dargestellt werden. Im Rahmen der Evaluation (Vergleich der Verordnungsdaten des 2. Quartals aus dem Jahr 2000 mit 2002) wurde untersucht, ob es zu einer Zunahme des Umsetzungsgrades der Leitlinienempfehlungen gekommen ist (s. u.). Die Indikatoren dienen einerseits der Qualitätskontrolle der Arbeit der Pharmakotherapiezirkel (d. h. sie zeigen, inwieweit die Ziele der Zirkelsitzungen und die Implementation der Leitlinie erreicht wurden), sie dienen aber auch andererseits dem Qualitätsmanagement jedes einzelnen Arztes, da er Anregungen erhält, nach welchen Kriterien er sein Verordnungs- und Therapieverhalten selbst kontrollieren und verbessern kann.

12

Ausführungen zur Implementation der Leitlinie 2/2

↘ Evaluation (Fortsetzung)

... → ...

Für die Evaluation wurden die Verordnungsdaten des II. Quartals 2002 herangezogen und mit den Daten des Status-Quo (II/2000) verglichen (Daten der Ersatzkassenpatienten). Diese Evaluation zeigte folgendes Ergebnis:

| | PTZ-Teilnehmer | | |
| | Anteil (%) | | p-Wert (chi Quadrat) |
	II/2000	II/2002	
Lipidsenkerempfänger			
davon mit Sekundärprävention*	50,4%	56,6%	0,001
Diabetiker			
davon mit Lipidsenkern	14,6%	15,7%	0,311
Statinverordnungen			
davon Simvastatin / Pravastatin	35,1%	44,1%	0,001

Quelle: nach Evaluationsmanual der PMV-Zirkel: Schubert/Köster et al. 2003; Köster 2003; * Def. s. 4.1

In Bezug auf die gemeinsame Verordnung von Statinen mit Fibraten kam es im Evaluationsquartal zu einem Rückgang (1,8 % in II/2000 zu 1,1 % der Patienten mit Statinverordnung in II/2002). Auf Grund der kleinen Fallzahl wurde jedoch kein Signifikanztest durchgeführt. Bei der Kombination mit Makroliden zeichnet sich kein einheitlicher Trend ab.

Implementierung durch Ärztenetz

Die erste Version der Leitlinie war durch die Veröffentlichung in "KVH aktuell" und durch das Internet breit verfügbar und wurde auch im Ärztenetz Rhein-Main (Kooperation zwischen der Kassenärztlichen Vereinigung Hessen und der BKK Opel) eingesetzt und evaluiert. Das Ärztenetz hatte sich u. a. auch die Aufgabe einer kontinuierlichen Qualitätsverbesserung gestellt [2]. Eine Strategie bestand in der Durchführung von Phar-

makotherapiezirkeln mit Verordnungsanalyse und leitliniengestützten Empfehlungen. Die ebenfalls durchgeführte Evaluation zeigte eine den Empfehlungen der Leitlinie entsprechende Abnahme der Verordnungshäufigkeit von Lipidsenkern in der Primärprävention und eine Zunahme in der Sekundärprävention [1]. Im Unterschied zu den Pharmakotherapiezirkeln der PMV forschungsgruppe sind im Ärztenetz Kollegen aller Fachrichtungen zusammengeschlossen. Während die Einladung zu einem Pharmakotherapiezirkel der PMV forschungsgruppe sich vor allem an Hochverordner wendet, nahmen an den Zirkelsitzungen des Ärztenetzes Hoch-, Normal- und Niedrigverordner teil. Trotz anderer Rahmenbedingungen und einer anderen Zielgruppe konnte die Leitlinie auch hier erfolgreich implementiert werden.

13

62

6.2 Aktualisierung der Leitlinie

Leitlinien fassen – soweit möglich – das aktuelle Wissen zusammen und generieren daraus die Handlungsempfehlungen. Deshalb ist es notwendig, dass die Aussagen kontinuierlich auf ihre Gültigkeit hin überprüft und ggf. auch kurzfristig aktualisiert werden. Leitlinien müssen in Anbetracht der Fülle von technologischen Fortschritten, neuen Arzneimitteln und Studien mit neuen Wirksamkeitsdaten regelmäßig aktualisiert werden (siehe Rückruf eines Lipidsenkers oder eines COX_2-Hemmers).

Das optimale Aktualisierungsintervall einer Leitlinie hängt nicht nur vom Thema, sondern auch von einer Reihe weiterer Faktoren ab. Mitunter kann ein 5-Jahres-Intervall ausreichen. Bei einem so langen Zeitraum sollte es jedoch eine Möglichkeit geben, eine zügige Teilaktualisierung der Leitlinie vorzunehmen, falls Empfehlungen der Leitlinie von einer einschneidenden Veränderung betroffen sind.

Eine Mindestanforderung an jede Leitlinie ist die Festlegung ihrer Geltungsdauer, d. h. es sollte eine Frist bestimmt werden, nach deren Ablauf die Leitlinie nicht mehr zuverlässig angewendet werden kann.

Die Fortschreibung ist am einfachsten, wenn die ursprüngliche Leitlinie systematisch erstellt wurde. Literaturrecherchen und Strategien zur Beantwortung spezieller Fragen lassen sich aufbewahren und wieder verwenden: Für die aktualisierte Version einer Leitlinie müssen die Recherchen dann lediglich den Zeitraum nach Herausgabe der früheren Leitlinienversion abdecken. Aber auch wenn die Fortschreibungsmethoden gut strukturiert sind, ist es unerlässlich, dass sich die Leitliniengruppe über die Entwicklungen im betreffenden Fachgebiet auf dem Laufenden hält, um signifikante, bahnbrechende Neuerungen zu erkennen. Auch die Verantwortlichkeiten für die Aktualisierung sollten schon bei der Erstentwicklung festgelegt werden.

KOMMENTAR:

Die hausärztlichen Leitlinien werden bisher alle 2 Jahre überarbeitet (siehe auch 3.4.4). Die Leitlinien erhalten eine Versionsnummer. Bei vollständigen Überarbeitungen wird diese um »Eins« erhöht (z. B. von Version 1.00 auf 2.00), begrenzte inhaltliche und redaktionelle Änderungen, die vor einer erneuten Überarbeitung vorgenommen werden, sind durch die Stellen nach der ersten Ziffer gekennzeichnet.

Kleine Änderungen (z. B. Hinweis auf Rückrufe) erfolgen zeitnah durch die PMV forschungsgruppe in Absprache mit den federführenden Leitlinienautoren. Die Einbindung von weiteren Materialien in eine vorhandene Leitlinie wird in der Leitliniengruppe besprochen und durch die PMV forschungsgruppe umgesetzt.

ABBILDUNG 19:
DELBI Domäne 3

Domäne 3: Methodologische Exaktheit der Leitlinien-Entwicklung (Auszug)		1	2	3	4
14	Ein Verfahren zur Aktualisierung der Leitlinie ist angegeben.	☐	☐	☐	☐

Quelle: Deutsches Instrument zur methodischen Leitlinien-Bewertung (DELBI), Fassung 2005/2006, siehe Anhang 4

1: trifft überhaupt nicht zu
4: trifft uneingeschränkt zu

7 Funktionen von Leitlinien im System der vertragsärztlichen Versorgung (GKV)

Welche Verpflichtungen entstehen für Arzt und Patient?

Christian von Ferber, Liselotte von Ferber

7.1 Informative und regulative Funktionen von Leitlinien: Konsequenzen für die Implementierung

Ärztliche Leitlinien erfüllen informative und regulierende Funktionen [24]. Es ist ihre Aufgabe, die Zielgruppen, z. B. Hausärzte, Fachärzte, Kliniker über den aktuellen Stand medizinischen Wissens zu informieren. Diese Aufgabe ist in dreifacher Hinsicht voraussetzungsvoll. Das über Leitlinien vermittelte Wissen soll

- aktuell und zuverlässig sein, evidenzbasiertes oder anerkanntes Fachwissen darstellen und in übersehbaren Zeitabständen aktualisiert werden;
- zur Klärung strittiger Fragen beitragen, für die es z. B. unterschiedliche Meinungen von Herstellern, Patienten oder Fachkollegen gibt;
- in einer prägnanten, verständlichen und übersichtlichen Form präsentiert werden, die dem Zeit- und Entscheidungsbedarf des Arztes entgegen kommt.

Zugleich ist es die Aufgabe der Ärztlichen Leitlinien, ihre Zielgruppen zu motivieren
- sich über Leitlinien ständig fortzubilden;
- gesicherte medizinische Erkenntnisse in der Praxis patienten- und situationsgerecht anzuwenden, d. h. aufgrund des verfügbaren Wissens im Einzelfall patientengerechte Entscheidungen zu treffen;
- an Leitlinien orientiertes ärztliches Handeln als die derzeit beste verfügbare ärztliche Praxis für sich anzuerkennen und gegenüber anderen Meinungen offen zu vertreten.

Die motivierende Funktion der Ärztlichen Leitlinien wird aus der Sicht der für die gesundheitliche Versorgung der Bevölkerung Verantwortlichen als »regulative Funktion« bezeichnet [24].

In ihrer informativen und regulativen Funktion sind Ärztliche Leitlinien wichtige Instrumente bei der Wahrnehmung professions- und versorgungspolitischer Aufgaben, um nur einige zu nennen: Leitlinien beschreiben Standards der Kenntnisse für die Fortbildung, Standards für die Ausführung von Dienstleistungen, Standards für Versorgungsniveaus. Es besteht daher ausreichend Anlass, sich über Voraussetzungen und Folgen ihrer Implementierung Gedanken zu machen. Für die informative und regulative Funktion gibt es derzeit unterschiedliche Unterstützungen. Die Bereitstellung des Wissens wird durch Literaturdatenbanken erleichtert und gefördert. Zur Motivierung der Ärzte werden überwiegend die Fortbildung und die Qualitätszirkel genutzt. »Implementierung von Leitlinien« bezeichnet zusammenfassend die Maßnahmen, die der Bereitstellung von Rahmenbedingungen und Anreizen dienen, damit die Adressaten sich in dem von den Leitlinien geforderten Sinne tatsächlich verhalten, also das Informationsangebot nutzen und ihre Praxis danach ausrichten können.

Die Implementierung von Leitlinien richtet sich darauf, ein für die Qualität der gesundheitlichen Versorgung der Bevölkerung erwünschtes Verhalten der Ärzte auf Dauer zu gewährleisten. Für diesen Vorgang, der das Verhalten einer großen Anzahl von Personen auf Dauer beeinflussen soll, bedarf es einer Intensivierung des Angebots an Information ebenso wie der Anreize, damit die Adressaten von diesem Angebot im Alltag Gebrauch machen. Die Verhaltensforschung hält dafür ein breit gefächertes Inventar an Maßnahmen bereit. Sie dienen einmal dem Ziel, dass Informationen bevorzugt von denen wahrgenommen werden, an die sie sich richten (Intensivierung oder Verstärkung der Botschaft), zum andern unterstützen sie die Absicht der Leitlinien, dass ein erwünschtes Verhalten gegenüber konkurrierenden Verhaltensweisen bevorzugt wird (Motivierung und Sanktionierung).

Zu den Maßnahmen der Implementierung gehören z. B. die Vertrauenswürdigkeit der Information selbst (Evidenzbasierung als Gütezeichen), die Vertrauenswürdigkeit der Quellen (Cochrane Library, Review der Zeitschriften, anerkannte Seed Guidelines, etc.), die Vertrauenswürdigkeit der Ziele, die mit der Information erstrebt werden (gute ärztliche Praxis, Patientenorientierung). Zu dem Ziel, der Information Nachdruck zu verleihen ebenso wie zur Motivierung, davon Gebrauch zu machen, tragen auch mögliche negative Folgen bei, mit denen Ärzte rechnen können, falls sie Empfehlungen von Leitlinien nicht anwenden (Verlust an Ansehen bei Kollegen und Patienten, Missbilligung bis hin zu Honorareinbußen). Mit anderen Worten: das Informationsangebot, das Ärztliche Leitlinien machen, ist nicht freibleibend. Es entstehen Verpflichtungen für die Ärzte; die Maßnahmen zur Implementierung bleiben nicht folgenlos, sondern setzen gezielt Mittel ein, um das angestrebte Ziel zu erreichen, die Qualität ärztlicher Leistungen zu sichern und zu verbessern. Zum besseren Verständnis dessen, was mit dem verpflichtenden Charakter der Leitlinien gemeint ist, kann die folgende Unterscheidung hilfreich sein.

Maßnahmen der Implementierung können mit dem Medium der Überzeugung der Zielgruppen arbeiten – hier ist »Überzeugungsarbeit« z. B. in Qualitätszirkeln »Betroffenheit zu erzeugen« gefragt –, sie können sich aber auch des rechtlichen Zwanges bedienen – dieser setzt eine Verrechtlichung der Leitlinien voraus. Zu den Formen einer Verrechtlichung zählen vertragliche Bindungen, etwa wenn Krankenkassen und Ärztevereinigungen Leitlinien zum Gegenstand eines Leistungsvertrages machen, aber auch öffentlich rechtliche Anordnungen, wenn z. B. in die Pflicht zur Fortbildung die Teilnahme an strukturierten Qualitätszirkeln, die Leitlinien verwenden, aufgenommen wird. Verträge und öffentlich rechtliche Anordnungen enthalten dann in der Regel Bestimmungen, die eine Nichtanwendung von Leitlinien als Fehlverhalten negativ sanktionieren. Jede Verrechtlichung der Implementierung von Leitlinien enthält also stets die Möglichkeit, rechtlichen Zwang auszuüben, der allerdings seine Grenze an dem »Professionsvorbehalt« findet [24]. Dieser stellt eine rechtliche Anerkennung der Selbstbestimmung der Ärzte und eine Privilegierung des ärztlichen Berufs dar.

7.2   Welche Verpflichtungen entstehen für die Ärzte?

Da Ärzte anerkanntermaßen berufsrechtlich gesehen eine »Profession« sind, die im Kernbereich ihrer Berufstätigkeit sich nur selbst Regeln setzen kann, gilt für die verpflichtende Wirkung von Leitlinien (juristisch gesprochen: ihre »normative Geltung«) der »Professionsvorbehalt« [24]. Aus diesem Grunde können »Ärztliche Leitlinien« nur von Organen der Selbstorganisation der Ärzteschaft erlassen werden. Zu diesen zählen z. B. wissenschaftliche Fachgesellschaften, die ärztliche Selbstverwaltung, aber auch Arbeitskreise wie die Hausärztliche Leitliniengruppe Hessen. Der einzelne Arzt ist an die Befolgung von Leitlinienempfehlungen, soweit sie medizinische oder ärztliche Entscheidungen beeinflussen sollen, nur insoweit gebunden, als er ihre Anwendung für sinnvoll, sachlich richtig und ethisch vertretbar hält. Allerdings muss er Abweichungen im Einzelfall nach dem anerkannten Stand medizinischer Kenntnis begründen können und seine Entscheidung dokumentieren. Eine unverzichtbare Bedingung ist der »informed consent« des Patienten. Mit anderen Worten: Leitlinien verstärken und präzisieren die Sorgfalts- und die Aufklärungspflicht des Arztes.

In der Literatur zu diesem auch juristisch relevanten Thema werden die den Arzt verpflichtenden Wirkungen und damit ggf. negative Sanktionen von Leitlinien nach zwei Richtungen hin
begrenzt:

1. Ärztliche Leitlinien geben dem einzelnen Arzt im Verhältnis zu seinem Patienten einen »Ent-
   scheidungskorridor« vor. Maßstäbe für seine Entscheidung sind die »beste verfügbare Evidenz«, deren Gewissheit je nach Erkenntnis- und Forschungsstand allerdings unterschiedlich
   stark sein kann.

2. Sorgfältige Prüfung im Einzelfall, ob die Beschwerden und Symptome eines Patienten und die
   Therapie unter den »evidenzbasierten« Stand der Erkenntnis sinnvoller Weise subsumiert werden dürfen. Die Mitentscheidung des Patienten ist nach entsprechender Aufklärung und Ent-
   scheidungsfähigkeit dabei unverzichtbar.

Ärztliche Leitlinien konkretisieren und verfassen also den mit dem Professionsvorbehalt juristisch
umschriebenen Ermessensspielraum des Arztes. Über den auf diese Weise auch juristisch konkreti-
sierten Ermessensspielraum des Arztes kann vertraglich oder durch öffentlich-rechtliche Anordnungen nicht verfügt werden. Eine Präzisierung des Ermessensspielraums in Ärztlichen Leitlinien
verstärkt allerdings die Beweislast des Arztes, falls er im Einzelfall von Empfehlungen einer Leitlinie
abweicht.

Anders verhält es sich mit den Regelungen (z. B. Richtlinien nach SGB V), die zur Durchsetzung
versorgungspolitischer Vorgaben (z. B. Wirtschaftlichkeitsgebot) formuliert werden. Hier ist der Arzt
bzw. der Adressat der Richtlinie aufgrund seiner Bindungen zum Normgeber (Gesetzgeber, Sozial-
leistungsträger) verpflichtet, die Vorgaben einzuhalten. Widrigenfalls sieht er sich negativen Sanktionen z. B. von der Kürzung des Leistungsentgelts bis hin zum Verlust seiner Zulassung ausgesetzt.

7.3   Welche Verpflichtungen entstehen für den Patienten?

Mit welcher Wirkung konkretisieren Leitlinien den Abs. 2 § 1 SGB V, der die (Mit-)Verantwortlichkeit
der Versicherten für ihre Gesundheit einfordert? Unabhängig von seinem Versichertenstatus schließt
jeder Patient mit seinem Arzt einen Behandlungsvertrag. In seiner Beziehung zum Arzt ist der
Patient »Sozialversicherter« und selbstverantwortliche Person.

Falls es gültige Leitlinien zu dem Anlass gibt, der zur Inanspruchnahme ärztlicher Behandlung
geführt hat, kann der Patient als Person erwarten, dass er von seinem Arzt über seine Mitwir-
kungspflichten informiert wird. Ob und ggfs. wie der Arzt die Einhaltung der Empfehlungen des
Sozialrechts einfordern kann, die sich auf die Übernahme der Mitverantwortung durch den Sozial-
versicherten beziehen, ist derzeit eine offene Frage [92]. Ob der Arzt z. B. eine Arzneitherapie
davon abhängig machen kann, dass ein Patient, der z. B. wegen Asthma, Diabetes oder Hochdruck in ärztlicher Behandlung steht, seine Lebensweise ändert, z. B. das Rauchen einstellt, ist
unklar. Die Ärzte, die im Rahmen der Pharmakotherapiezirkel in Hessen dazu befragt wurden [70; 93],
lehnten diese Sanktion bis auf eine kleine Minderheit ab.

Wir haben bisher die Bindungswirkung der Leitlinien bevorzugt unter rechtlichen Aspekten
betrachtet, wir wollen mit den vor- und außerrechtlichen »Verstärkungen« und »Motivierungen«,
d. h. den von gesellschaftlichen Gruppen ausgeübten Bindungswirkungen von Leitlinien schließen.

7.4 »Gruppenzwang« und rechtliche Rezeption

Neben den rechtlichen und ökonomischen Sanktionen, zu deren Wirksamkeit es autorisierter, d. h. durch ein rechtliches Verfahren legitimierter Normgeber bedarf, gibt es Sanktionen, die auf ungeschriebenem Gruppenzwang beruhen. Sie sind Ausdruck der Selbstbestimmung von Individuen und sozialen Gruppen. Der Professionsvorbehalt der Ärzte bezeichnet die Anerkennung der Selbstbestimmung in fachlichen Fragen. Der Anspruch der Ärzte auf den Professionsvorbehalt, der dem Gesetzgeber Grenzen in der Ausgestaltung und Kontrolle ärztlicher Entscheidungen setzt, rechtfertigt sich der Sache nach nur dann, wenn die Ärzte von ihrer Selbstbestimmung einen positiven Gebrauch machen, sich z. B. selber Leitlinien für eine »gute ärztliche Praxis« geben. Die »Hausärztliche Leitliniengruppe Hessen« ist ein gutes Beispiel dafür, wie durch eigene Initiative der »Professionsvorbehalt« durch Selbstbestimmung konkret ausgefüllt werden kann.

In ähnlicher Weise hat die »Arbeitsgemeinschaft Wissenschaftlicher Fachgesellschaften in der Medizin (AWMF)« Leitlinien für die Klinische Medizin erarbeitet. Erst mit der rechtlichen Rezeption, z. B. als »Anforderung an strukturierte Behandlungsprogramme nach § 266 SGB V«, erlangen die aus der Autonomie der Ärzteschaft oder der medizinischen Wissenschaft heraus formulierten Leitlinien eine sanktionierende Kraft, die mit juristischen Mitteln eingefordert werden kann [24]. Bis zu ihrer Verrechtlichung, von Hart als »rechtliche Rezeption« bezeichnet, wird die Anwendung der Leitlinien durch die sozialen Gruppen gestützt, zu deren Gruppenidentität eben diese Leitlinien beitragen. In den angegebenen Beispielen sind es die Hausärzte als Zielgruppe der Hausärztlichen Leitlinien Hessen und die Kliniker als Adressaten der Leitlinien der AWMF. Wer danach strebt, als ein guter von seinen Kollegen anerkannter und von seinen Patienten geschätzter Hausarzt oder Kliniker zu gelten, ist in seinem eigenen Interesse gefordert, die Leitlinien in seinem beruflichen Alltag anzuwenden und mit seinen Erfahrungen zu ihrer Weiterentwicklung beizutragen (siehe die Vorbemerkung zu den Hausärztlichen Leitlinien Hessen oder die Veröffentlichungen der AWMF). Allerdings ist es dazu notwendig, die Verbindung von professioneller bzw. wissenschaftlicher Selbstbestimmung mit der Identität der entsprechenden sozialen Gruppe in den Leitlinien auch sichtbar zu machen und nicht allein durch ein Logo lediglich zu symbolisieren.

Die Verknüpfung von Gruppenidentität und Leitlinien im Sinne einer »guten ärztlichen Praxis« geschieht überwiegend nicht mit der hierzu geforderten Nachdrücklichkeit. Die derzeit vorliegenden Leitlinien und ihre Empfehlungen stellen sich im Gewande von Gebrauchsanweisungen bzw. biomedizinischen Empfehlungen zur Lösung ärztlicher bzw. medizinischer Entscheidungsprobleme dar. Sie rücken den instrumentellen Aspekt ärztlicher Entscheidungen in den Vordergrund. Ihr instrumenteller Charakter wird überdies durch die Spezifität der Leitlinie verstärkt, die sich an einem klinischen Symptom- oder Krankheitsbild orientiert. Hinter einem entpersonalisierten Krankheitsbegriff, der der Leitlinie den Namen gibt, treten der Arzt und der Patient als verantwortliche Personen zurück; ein »naturhistorisches« Krankheitsbild verdrängt ein »personales Krankheitsverständnis« [94]. Unter diesem Aspekt stellen die auf die Behandlung spezifisch hausärztlicher Beschwerden, wie »Magen / Darm-Erkrankungen«, »Schmerzen« und »Pharmakotherapie im Alter« gerichteten Leitlinien der Leitliniengruppe Hessen eine Ausnahme dar.

Mit der Selbstbestimmung des Arztes, unter dem »Professionsvorbehalt« als ein rechtlich geschützter Raum seiner beruflichen Kompetenz gesichert, wird nicht allein sein Fachwissen anerkannt, das stets begrenzt, ergänzungs- und korrekturbedürftig ist, sondern primär seine spezifisch ärztliche Einstellung und seine ethische Bindung. Ärztliche Haltung und ethische Verpflichtung ermöglichen allererst einen verantwortlichen Umgang mit der den Beruf des Arztes kennzeichnen-

den Unsicherheit (Das Arztbild der Zukunft 1995 [95] unter Bezugnahme auf [96])
- ob das dem Arzt zur Verfügung stehende Wissen zur Behandlung eines Patienten das Richtige ist;
- ob es die ärztliche Entscheidung ausreichend zu begründen vermag oder
- ob es in dem konkreten Fall überhaupt ein evidenzbasiertes oder anerkanntes Wissen gibt.

Die Patientenorientierung ebenso wie der Bezug auf die Gruppenidentität des Arztes müssen allerdings sichtbar gemacht werden, erst dann können sie auch eine sanktionierende Wirkung entfalten [84]. Diesen grundsätzlichen Aspekt: welche Qualität ärztlichen Handelns, die instrumentelle Fertigkeit oder die ärztliche Haltung fokussiert eine Leitlinie? gilt es bei allfälligen Evaluationen der Wirksamkeit von Ärztlichen Leitlinien zu beachten.

Gebrauchsanweisungen oder biomedizinische Empfehlungen »blamieren« den, der von ihnen keinen Gebrauch macht, als »Ignoranten«, seltener als einen »schlechten Arzt«, da Erfolg oder Nichterfolg einer Entscheidung vielfach nicht zugerechnet werden können (z. B. Beurteilung von »Kunstfehlern«). Die Verletzung von Regeln guter ärztlicher oder klinischer Praxis stellen dagegen seine Zugehörigkeit zu einer sozialen Gruppe infrage. Vorliegende Evaluationen der Anwendung von Leitlinien, auch der Hausärztlichen Leitlinien Hessen [70; 93], machen auf eine erhebliche Streubreite in der Befolgung von Leitlinienempfehlungen aufmerksam. Bisher konnten dafür keine überzeugenden Gründe gefunden werden [82]. Es liegt daher nahe, Leitlinien eine intensivere Anwendung durch geeignete Sanktionen aus der Gruppenidentität zu sichern, neben rechtlichen und ökonomischen Sanktionen auch den Sanktionen aus der Gruppenidentität, verstärkt Aufmerksamkeit zu schenken, die auf eine Missachtung ärztlicher und ethischer Einstellung reagieren.

8 Literatur

1. Scottish Intercollegiate Guidelines Network (SIGN).
   SIGN 50: A guideline developers' handbook. Edinburgh: SIGN; 2004 [cited: 2005 Aug 22].
   http://www.sign.ac.uk/guidelines/fulltext/50/index.html

2. Arbeitsgemeinschaft der Wissenschaftlichen Medizinischen Fachgesellschaften (AWMF),
   Ärztliche Zentralstelle Qualitätssicherung (ÄZQ). Das Leitlinien-Manual von AWMF und ÄZQ.
   Z Arztl Fortbild Qualitatssich 2001;95 Suppl 1:1-84.

3. Republic of Slovenia, Ministry of Health, Health Sector Management Project.
   Slovene Guidelines Manual. 2003 [cited: 2005 Jul 20].
   http://www2.gov.si/mz/hsmp/hsmpeng.nsf/V/K850ADEB62E64EDA0C1256CFC00310076/
   $file/Guidelines%20manual_MZ.doc

4. Field MJ, Lohr KN, Institute of Medicine, Committee to Advise the Public Health Service
   on Clinical Practice Guidelines. Clinical Practice Guidelines: Directions for a New Program.
   Washington DC: National Academy Press; 1990.

5. Europarat. Entwicklung einer Methodik für die Ausarbeitung von Leitlinien für optimale
   medizinische Praxis. Empfehlung Rec(2001)13 des Europarates und Erläuterndes Memorandum.
   Deutschsprachige Ausgabe. Z Arztl Fortbild Qualitatssich 2002;96 Suppl III:1-60.

6. Bundesärztekammer (BÄK), Kassenärztliche Bundesvereinigung (KBV).
   Beurteilungskriterien für Leitlinien in der medizinischen Versorgung - Beschlüsse der
   Vorstände der Bundesärztekammer und Kassenärztlichen Bundesvereinigung, Juni 1997.
   Dtsch Arztebl 1997;94(33):A-2154-A-2155.

7. Lorenz W, Troidl H, Solomkin JS, Nies C, Sitter H, Koller M, Krack W, Roizen MF.
   Second step: testing-outcome measurements. World J Surg 1999;23(8):768-80.

8. Antes G.
   Die Evidenz-Basis von klinischen Leitlinien, Health Technology Assessments
   und Patienteninformation als Grundlage für Entscheidungen in der Medizin.
   Z Arztl Fortbild Qualitatssich 2004;98(3):180-4.

9. Lelgemann M, Lang B, Kunz R, Antes G.
   Leitlinien. Was haben Ärzte und Patienten davon. Bundesgesundheitsbl Gesundheitsforsch
   Gesundheitsschutz 2005;48(2):215-20.

10. Helou A, Lorenz W, Ollenschläger G, Reinauer H, Schwartz FW.
    Methodische Standards der Entwicklung evidenz-basierter Leitlinien in Deutschland.
    Konsens zwischen Wissenschaft, Selbstverwaltung und Praxis. Z Arztl Fortbild Qualitatssich
    2000;94(5):330-9.

11. Ärztliche Zentralstelle Qualitätssicherung (ÄZQ).
    Beurteilung klinischer Messgrößen des Qualitätsmanagements - Qualitätskriterien und
    -indikatoren in der Gesundheitsversorgung. Z Arztl Fortbild Qualitatssich 2002;96(5):2-15.

12. Ärztliche Zentralstelle Qualitätssicherung (ÄZQ).
    Positionspapier zur kritischen Bewertung und zur Erstellung von Leitlinien durch
    Bundesärztekammer und Kassenärztliche Bundesvereinigung. In: Tätigkeitsbericht 1997/1998
    der ÄZQ, Tätigkeitsbericht 1998 der BÄK Köln: 1998. p. 206-9.

13. Grimshaw JM, Thomas RE, MacLennan G, Fraser C, Ramsay CR, Vale L, Whitty P, Eccles MP,
    Matowe L, Shirran L, Wensing M, Dijkstra R, Donaldson C.
    Effectiveness and efficiency of guideline dissemination and implementation strategies.
    Health Technol Assess 2004;8(6):iii-72.

14. Grol R.
    Personal paper. Beliefs and evidence in changing clinical practice. BMJ 1997;315(7105):418-21.

15. Grol R, Dalhuijsen J, Thomas S, Veld C, Rutten G, Mokkink H.
    Attributes of clinical guidelines that influence use of guidelines in general practice:
    observational study. BMJ 1998;317(7162):858-61.

16. Antman EM, Lau J, Kupelnick B, Mosteller F, Chalmers TC.
    A comparison of results of meta-analyses of randomized controlled trials and recommendations of
    clinical experts. Treatments for myocardial infarction. JAMA 1992;268(2):240-8.

17. Grimshaw J, Russell I.
    Achieving health gain through clinical guidelines. I: Developing scientifically valid guidelines.
    Qual Health Care 1993;2(4):243-8.

18. Kopp I, Encke A, Lorenz W.
    Leitlinien als Instrument der Qualitätssicherung in der Medizin. Das Leitlinienprogramm
    der Arbeitsgemeinschaft Wissenschaftlicher Medizinischer Fachgesellschaften (AWMF).
    Bundesgesundheitsbl Gesundheitsforsch Gesundheitsschutz 2002;45:223-33.

19. The Appraisal of Guidelines, Research and Evaluation in Europe (AGREE) Collaborative Group.
    Guideline development in Europe. An international comparison.
    Int J Technol Assess Health Care 2000;16(4):1039-49.

20. Bundesministerium für Gesundheit und soziale Sicherung (BMGS).
    Sozialgesetzbuch - Fünftes Buch (SGB V) - Gesetzliche Krankenversicherung. 1988
    [cited: 2005 Jul 14]. http://bundesrecht.juris.de/bundesrecht/sgb_5/index.html

21. Ärztliches Zentrum für Qualität in der Medizin (ÄZQ),
    Arbeitsgemeinschaft der Wissenschaftlichen Medizinischen Fachgesellschaften (AWMF).
    Nationale Versorgungsleitlinie Asthma 2005. Leitlinienreport. Berlin, Düsseldorf: 2004
    [cited: 2005 Jul 08]. http://www.versorgungsleitlinien.de

22. Bundesärztekammer (BÄK), Arbeitsgemeinschaft der Wissenschaftlichen
    Medizinischen Fachgesellschaften (AWMF), Kassenärztliche Bundesvereinigung (KBV).
    Nationales Programm für Versorgungs-Leitlinien. Methoden-Report.
    2nd ed. 2004 [cited: 2005 Jul 08]. http://www.versorgungsleitlinien.de

23. Schwabe U, Paffrath D.
    Arzneiverordnungs-Report 2004. Berlin: Springer Verlag; 2004.

24. Hart D.
    Qualitätssicherung durch Leitlinien. Vierteljahresschrift Sozialrecht (VSSR) 2002;4:265-97.

25. Hart D.
    Leitlinien aus der Sicht der gesetzlichen Krankenkassen. In: Hart D, editor. Klinische Leitlinien
    und Recht Baden-Baden: Nomos Verlagsgesellschaft; 2005. p. 215-21.

26. Herholz H.
    Qualitätssicherung und Qualitätsmanagement in der ambulanten Versorgung am Beispiel Hessen.
    Bundesgesundheitsbl Gesundheitsforsch Gesundheitsschutz 2002;45:249-59.

27. von Ferber L, Alberti L.
    Pharmakotherapieberatung in ärztlichen Qualitätszirkeln. Dtsch Arztebl 1993;90:B-91.

28. von Ferber L, Köster I.
    Qualitätsbewußte Arzneimitteltherapie ist wirtschaftlich. Köln: ISAB Verlag; 1994.

29. Brocher T.
    Gruppendynamik und Erwachsenenbildung. Braunschweig: Westermann; 1967.

30. Ärztliches Zentrum für Qualität in der Medizin (ÄZQ), Arbeitsgemeinschaft
    der Wissenschaftlichen Medizinischen Fachgesellschaften (AWMF).
    Deutsches Instrument zur methodischen Leitlinien-Bewertung (DELBI). Fassung 2005/2006.
    Z Arztl Fortbild Qualitatssich 2005;99(8):468-519.

31. Development and validation of an international appraisal instrument for assessing
    the quality of clinical practice guidelines: the AGREE project. Qual Saf Health Care 2003;12(1):18-23.

32. The AGREE Collaboration. Appraisal of Guidelines for Research & Evaluation.
    AGREE Instrument. 2001 [cited: 2005 Okt 04].
    http://www.agreecollaboration.org/pdf/agreeinstrumentfinal.pdf

33. Ärztliche Zentralstelle Qualitätssicherung (ÄZQ).
    Priorisierung von Gesundheits- oder Versorgungsproblemen als Themen des
    Leitlinien-Clearingverfahrens. Z Arztl Fortbild Qualitatssich 2002;96(5):16-24.

34. Wismar M, Brasseit U, Ollenschläger G, Angele S.
    Verfahren und Kriterien zur exemplarischen Auswahl von Gesundheitszielen. In: Gesellschaft für
    Versicherungswissenschaft und -gestaltung (GVG), editor. Gesundheitsziele.de, Gesundheitsziele für
    Deutschland: Entwicklung, Ausrichtung, Konzepte Berlin: Akademische Verlagsgesellschaft; 2002. p.
    17-38.

35. Lomas J.
    Making clinical policy explicit. Legislative policy making and lessons for developing
    practice guidelines. Int J Technol Assess Health Care 1993;9(1):11-25.

36. Shekelle PG, Woolf SH, Eccles M, Grimshaw J.
    Clinical guidelines: developing guidelines. BMJ 1999;318(7183):593-6.

37. Leape LL, Park RE, Kahan JP, Brook RH.
    Group judgements of appropriateness: the effect of panel composition. Qual Assur Health Care
    1992;4(2):151-9.

38. Scott EA, Black N.
    When does consensus exist in expert panels? J Public Health Med 1991;13(1):35-9.

39. Lexchin J, Bero LA, Djulbegovic B, Clark O.
    Pharmaceutical industry sponsorship and research outcome and quality: systematic review.
    BMJ 2003;326(7400):1167-70.

40. Taylor R, Giles J.
    Cash interests taint drug advice. Nature 2005;437(7062):1070-1.

41. Ollenschläger G, Helou A, Kostovic-Cilic L, Perleth M, Raspe HH, Rienhoff O,
    Selbmann HK, Oesingmann U.
    Die Checkliste zur methodischen Qualität von Leitlinien. Ein Beitrag zur Qualitätsförderung
    ärztlicher Leitlinien. Z Arztl Fortbild Qualitatssich 1998;92(3):191-4.

42. Ärztliche Zentralstelle Qualitätssicherung (ÄZQ).
    Leitlinien-Clearingbericht »Akuter Rückenschmerz« (»Akuter Kreuzschmerz«). München:
    Zuckschwerdt; 2001 [cited: 2005 Oct 31]. http://www.leitlinien.de/clearingverfahren/
    clearingberichte/rueckenschmerz/00rueckenschmerz/view

43. Ärztliches Zentrum für Qualität in der Medizin (ÄZQ).
    Leitlinien-Clearingbericht »Chronischer Rückenschmerz«. Niebüll: videel; 2005 [cited: 2005 Nov 24].
    http://www.leitlinien.de/clearingverfahren/clearingberichte/crs/00crs/12crs/view

44. Ärztliche Zentralstelle Qualitätssicherung (ÄZQ).
    Leitlinien-Clearingbericht »Asthma bronchiale«. Köln, München: Zuckschwerdt; 2001 [cited: 2005
    Jul 14]. http://www.leitlinien.de/clearingverfahren/clearingberichte/asthma/00asthma/view

45. Ärztliches Zentrum für Qualität in der Medizin (ÄZQ).
Leitlinien-Clearingbericht »COPD«. Niebüll: videel; 2003 [cited: 2005 Sep 06].
http://www.leitlinien.de/clearingverfahren/clearingberichte/copd/00copd/view

46. Ärztliches Zentrum für Qualität in der Medizin (ÄZQ).
Leitlinien-Clearingbericht »Depression«. Niebüll: videel; 2003 [cited: 2005 Sep 13].
http://www.leitlinien.de/clearingverfahren/clearingberichte/depression/00depression/view

47. Ärztliche Zentralstelle Qualitätssicherung (ÄZQ).
Leitlinien-Clearingbericht »Hypertonie«. München: Zuckschwerdt; 2000 [cited: 2005 Sep 13].
http://www.leitlinien.de/clearingverfahren/clearingberichte/hypertonie/00hypertonie/view

48. Ärztliches Zentrum für Qualität in der Medizin (ÄZQ).
Leitlinien-Clearingbericht »Koronare Herzkrankheit«. Niebüll: videel; 2002 [cited: 2005 Jun 23].
http://www.leitlinien.de/clearingverfahren/clearingberichte/khk/00khk/view

49. Ärztliches Zentrum für Qualität in der Medizin (ÄZQ).
Leitlinien-Clearingbericht »Mammakarzinom«. Niebüll: videel; 2003 [cited: 2005 Sep 13].
http://www.leitlinien.de/clearingverfahren/clearingberichte/mammaca/00mammaca/view

50. Ärztliche Zentralstelle Qualitätssicherung (ÄZQ).
Leitlinien-Clearingbericht »Diabetes mellitus Typ 1«. Niebüll: videel; 2003 [cited: 2005 Aug 22].
http://www.leitlinien.de/clearingverfahren/clearingberichte/diabetes1/00diabetes1/view

51. Ärztliche Zentralstelle Qualitätssicherung (ÄZQ).
Leitlinien-Clearingbericht »Diabetes mellitus Typ 2«. München: Zuckschwerdt; 2001 [cited: 2005 Sep 13].
http://www.leitlinien.de/clearingverfahren/clearingberichte/diabetes/00diabetes/view

52. Ärztliche Zentralstelle Qualitätssicherung (ÄZQ).
Leitlinien-Clearingbericht »Schmerztherapie bei Tumorpatienten«. München: Zuckschwerdt; 2001
[cited: 2005 Sep 13]. http://www.leitlinien.de/clearingverfahren/clearingberichte/tumorschmerz/
00tumorschmerz/view

53. Ärztliches Zentrum für Qualität in der Medizin (ÄZQ).
Leitlinien-Clearingbericht »Herzinsuffizienz«. Niebüll: videel; 2005 [cited: 2005 Sep 13].
http://www.leitlinien.de/clearingverfahren/clearingberichte/herzinsuffizienz/
00herzinsuffizienz/view

54. Ärztliches Zentrum für Qualität in der Medizin (ÄZQ).
Leitlinien-Clearingbericht »Kolorektales Karzinom«. Niebüll: videel; 2005 [cited: 2005 Sep 13].
http://www.leitlinien.de/clearingverfahren/clearingberichte/kolorektal/00kolorektal/view

55. Ärztliches Zentrum für Qualität in der Medizin (ÄZQ).
Leitlinien-Clearingbericht »Demenz«. Niebüll: videel; 2005 [cited: 2005 Oct 31].
http://www.leitlinien.de/clearingverfahren/clearingberichte/demenz/00demenz/view

56. Ärztliches Zentrum für Qualität in der Medizin (ÄZQ).
    Leitlinien-Clearingbericht »Schlaganfall«. Niebüll: videel; 2005 [cited: 2005 Sep 13].
    http://www.leitlinien.de/clearingverfahren/clearingberichte/schlaganfall/00schlaganfall/view

57. Schneider M, Kunz R, Lelgemann M, Abholz HH, Caratti R, Jäniche H, Krüger K, Rehart S, Specker C.
    Methodenreport zur Entwicklung der Leitlinie »Management der frühen rheumatoiden Arthritis«.
    Freiburg: Deutsches Cochrane Zentrum; 2004 [cited: 2005 Aug 22].
    http://www.rheumanet.org/Uploads/content/m1/doc/Methodenreport.pdf

58. Feßler J.
    Grundzüge von EBM: In drei Schritten zum Bewerten von Studien. Z Allg Med 2005;81:1-7.

59. Harbour R, Miller J.
    A new system for grading recommendations in evidence based guidelines. BMJ 2001;323(7308):334-6.

60. New Zealand Guidelines Group (NZGG).
    Handbook for the preparation of explicit evidence-based clinical practice guidelines.
    Wellington (NZ): NZGG; 2001 [cited: 2005 Jul 28].
    http://www.nzgg.org.nz/download/files/nzgg_guideline_handbook.pdf

61. Arzneimittelkommission der deutschen Ärzteschaft (AkdÄ).
    Evidenz in der Medizin. Köln: 2005 [cited: 2006 Feb 06]. http://www.akdae.de/35/9921Evidenz.pdf

62. Agency for Healthcare Research and Quality (AHRQ).
    Systems to rate the strength of scientific evidence. 2002 [cited: 2005 Aug 22].
    http://www.ncbi.nlm.nih.gov/books/bv.fcgi?rid=hstat1.chapter.70996

63. Guyatt GH, Sackett DL, Sinclair JC, Hayward R, Cook DJ, Cook RJ.
    Users' guides to the medical literature. IX. A method for grading health care recommendations.
    Evidence-Based Medicine Working Group. JAMA 1995;274(22):1800-4.

64. Atkins D, Best D, Briss PA, Eccles M, Falck-Ytter Y, Flottorp S, Guyatt GH, Harbour RT, Haugh MC,
    Henry D, Hill S, Jaeschke R, Leng G, Liberati A, Magrini N, Mason J, Middleton P, Mrukowicz J,
    O'Connell D, Oxman AD, Phillips B, Schunemann HJ, Edejer TT, Varonen H, Vist GE, Williams JW, Jr.,
    Zaza S.
    Grading quality of evidence and strength of recommendations. BMJ 2004;328(7454):1490-7.

65. Schunemann HJ, Best D, Vist G, Oxman AD.
    Letters, numbers, symbols and words: how to communicate grades of evidence and
    recommendations. CMAJ 2003;169(7):677-80.

66. Kunz R.
    What's in the black box? Chest 2006;129:7-10.

67. Leitliniengruppe Hessen.
    Leitlinienreport-Allgemeiner Leitlinienreport. Version 2.01, Stand März 2004. 2004 [cited: 2005
    Aug 22]. http://www.pmvforschungsgruppe.de/pdf/03_publikationen/allgemein_report.pdf

68. PMV forschungsgruppe.
    Implementierung interdisziplinärer Leitlinien für wichtige Versorgungsbereiche mit Hilfe des Leitli-
    nien-Clearingverfahrens der Selbstverwaltungskörperschaften im Gesundheitswesen (Abschlussbe-
    richt an das Bundesministerium für Gesundheit und Soziale Sicherheit). 2003 [cited: 2005 Aug 22].
    http://www.pmvforschungsgruppe.de/pdf/02_forschung/b_bericht_aezq.pdf

69. Schubert I.
    Schriftliche Befragungen als Instrument zur Erarbeitung hausärztlicher Leitlinien.
    EbM-Symposium 2005. Z Arztl Fortbild Qualitatssich 2005;99:588-92.

70. von Ferber C, von Ferber L.
    How should we assess the clinical relevance of guidelines in primary health care?
    J Public Health (Oxf) 2005;13:40-7.

71. Leitliniengruppe Hessen.
    Hausärztliche Leitlinie Stabile Angina pectoris und asymptomatische KHK. 2004 [cited: 2005
    Aug 22]. http://www.leitlinien.de/leitlinienanbieter/deutsch/qualitaetszirkel/hessen/view

72. Kunz A.
    Leitlinien in der Medizin: Anwendung, Einstellungen und Barrieren – Eine Befragung
    Berliner Hausärzte. Wissenschaftliche Abschlussarbeit zur Erlangung des Titels Master of Public
    Health. Berlin: Freie Universität, Fachbereich Erziehungswissenschaften und Psychologie; 2005.
    http://www.leitlinien.de/implementierung/index/links/pdf/magisterarbeitrk.pdf

73. Kassenärztliche Vereinigung Hessen.
    Hausärztliche Leitlinien. Leitliniengruppe Hessen. Hausärzliche Pharmakotherapie.
    Frankfurt/Main: 2005.

74. Feßler J, Gross J, Papendick H, Schubert I.
    Leitlinienimplementierung und Evaluation in einem Ärztenetz. Hessisches Ärzteblatt 2004;7:390-3.

75. Centers for Disease Control and Prevention (CDC).
    CDC Guidelines: Improving the Quality. Atlanta GA: 1996.

76. University of York, NHS Centre for Reviews and Dissemination.
    Getting evidence into practice. Effective Health Care 1999;5(1):1-16.

77. Thorsen T, Mäkelä M.
    Changing professional practice - Theory and practice of clinical guidelines implementation.
    Copenhagen: DSI; 1999.

78. Kirchner H, Ollenschläger G.
    Implementierung von Leitlinien in Praxisnetzen. In: Kassenärztliche Bundesvereinigung (KBV), editor. Handbuch für Netzberater Köln: KBV; 2000. p. 1-4.

79. Bero LA, Grilli R, Grimshaw JM, Harvey E, Oxman AD, Thomson MA.
    Closing the gap between research and practice: an overview of systematic reviews of interventions to promote the implementation of research findings. The Cochrane Effective Practice and Organization of Care Review Group. BMJ 1998;317(7156):465-8.

80. von Ferber L, Köster I, Schubert I, Ihle P.
    Fortbildung in Pharmakotherapiezirkeln – ein evaluiertes Verfahren zur Optimierung der Arzneimitteltherapie. In: Badura B, Siegrist J, editors. Evaluation im Gesundheitswesen. Weinheim, München: Juventa-Verlag; 1999. p. 149-62.

81. von Ferber L, von Ferber C.
    How should we assess the clinical relevance of guidelines in primary health care? J Publ Health 2005;13:40-7.

82. Cabana MD, Rand CS, Powe NR, Wu AW, Wilson MH, Abboud PA, Rubin HR.
    Why don't physicians follow clinical practice guidelines? A framework for improvement. JAMA 1999;282(15):1458-65.

83. Burgers JS, Grol RP, Zaat JO, Spies TH, van der Bij AK, Mokkink HG.
    Characteristics of effective clinical guidelines for general practice. Br J Gen Pract 2003;53(486):15-9.

84. von Ferber C, von Ferber L.
    How should we enforce the adherence of GPs to guidelines? A sociological approach. Pharmacoepidemiol Drug Saf 2005;14(Suppl 1):S36.

85. Kühlein T.
    Vom Zirkel zum Zyklus - Evaluation in der Qualitätszirkelarbeit. Die Bad Staffelsteiner Qualitätsinitiative Lipidtherapie - Beschreibung eines Projektes. Z Allg Med 2005;81:18-23.

86. Lawrence M, Olesen F.
    Indicators of Quality of Health Care. Eur J Gen Pract 1997;(3):103-8.

87. Hoven JL, Haaijer-Ruskamp FM, Vander Stichele RH.
    Indicators of prescribing quality in drug utilisation research: report of a European meeting (DURQUIM, 13-15 May 2004). Eur J Clin Pharmacol 2005;60(11):831-4.

88. Australian Council in Health Care Standards Care Evaluation, Monash University Department of Epidemiology and Preventive Medicine.
    Acute Health Clinical Indicator Project (Final report). 1999 [cited: 2005 Aug 22].
    http://www.health.vic.gov.au/archive/archive2004/clinical-indicators/

89. von Ferber L, Schubert I, Köster I, Ihle P.
    Rechnet sich eine Fortbildung in Pharmakotherapie für Hausärzte? Ersatzkasse 2002;(6):227-31.

90. von Ferber L, Schubert I, Köster I, Ihle P.
    Pharmakotherapie für Hausärzte. Ja, aber wie? Ersatzkasse 2002;(7):267-71.

91. Schubert I, Köster I, Ihle P.
    Prescribing for coronary heart disease: examples of disease specific quality indicators taken from prescription feedback for GP's in Hessen, Germany. Pharmacoepidemiol Drug Saf 2005;14:S26-S27.

92. Damm R.
    Systembezüge individueller Patientenrechte. In: Brand A, von Engelhardt D, Simon A, Wehkamp K-H, editors. Individuelle Gesundheit versus Public Health? Münster: LIT Verlag; 2002. p. 48-69.

93. von Ferber L, von Ferber C.
    Wie verbindlich sind die Empfehlungen von Leitlinien? – Ein vernachlässigtes Thema der Evaluation! Eine medizinsoziologische Untersuchung zur Sicherung der Qualität der Arzneitherapie in der hausärztlichen Versorgung. Med Klin (Munich) 2005;100(6):340-6.

94. Hartmann F.
    Krankheitsgeschichte und Krankengeschichte. Naturhistorische und personale Krankheitsauffassung. Marburger Sitzungsberichte 1966;87(2):17-32.

95. Murrhardter Kreis.
    Das Arztbild der Zukunft. Analysen künftiger Anforderungen an den Arzt – Konsequenzen für die Ausbildung und Wege zu ihrer Reform. In: Robert Bosch Stiftung, editor. Beiträge zur Gesundheitsökonomie Bd. 26. 3. vollständig überarbeitete Auflage. Gerlingen: Bleicher-Verlag; 1995.

96. Merton RK, Reader GG, Kendall PL.
    The student-physician. Cambridge/MA: Harvard University Press; 1957.

Anhang 1

Evidenzklassifizierung / Empfehlungsgraduierung

Hierarchie der Evidenz / Evidenzklassifizierung

nach Scottish Intercollegiate Guidelines Network[*]

1++	Metaanalyse, systematische Übersichtsarbeit von RCTs, oder RCTs hoher Qualität mit sehr geringem Risiko für systematische Verzerrung
1+	gut durchgeführte Metaanalyse, systematische Übersichtsarbeit von RCTs, oder RCT mit geringem Risiko für systematische Verzerrung
1-	Metaanalyse, systematische Übersichtsarbeit oder RCT mit hohem Risiko für systematische Verzerrung
2++	systematische Übersichtsarbeit hoher Qualität von Kohorten- oder Fall-Kontroll-Studien Kohorten- oder Fall-Kontroll-Studien hoher methodischer Qualität und sehr geringem Risiko für systematische Verzerrung und einer hohen Wahrscheinlichkeit, dass die gefundene Assoziation kausal ist
2+	gut durchgeführte Fall-Kontroll- oder Kohortenstudie mit einem geringen Risiko für systematische Verzerrung oder confounding und einer mittleren Wahrscheinlichkeit, dass die gefundene Assoziation kausal ist
2-	Fall-Kontroll- oder Kohortenstudie mit hohem Risiko für confounding oder systematische Verzerrung und dem erheblichen Risiko, dass die gefundene Assoziation nicht kausal ist
3	Fallserien, Fallberichte
4	Expertenmeinungen

[*] Scottish Intercollegiate Guidelines Network (SIGN). SIGN 50: A guideline developers' handbook. Edinburgh: SIGN; 2004 [cited: 2005 Aug 22].
http://www.sign.ac.uk/guidelines/fulltext/50/index.html

Grades of Recommendation – Empfehlungsgraduierung

nach Scottish Intercollegiate Guidelines Network[*]

A
Mindestens eine Metaanalyse, systematische Übersichtsarbeit oder RCT, mit **1++** bewertet und direkt anwendbar auf die Patientenpopulation
oder
eine Evidenzlage (body of evidence), die aus mehreren mit **1+** bewerteten Studien besteht, direkt auf die Zielpatienten angewendet werden kann und konsistente Ergebnisse zeigt

B
Evidenzlage, die aus mehreren mit **2++** bewerteten Studien besteht, direkt auf die Zielpatienten angewendet werden kann und konsistente Ergebnisse zeigt
oder
extrapolierte Evidenz, die aus Studien der Klasse **1++** oder **1+** besteht

C
Evidenzlage, die aus mehreren mit **2+** bewerteten Studien besteht, direkt auf die Zielpatienten angewendet werden kann und konsistente Ergebnisse zeigt
oder
extrapolierte Evidenz, die aus Studien mit der Hierarchieebene **2++** besteht

D
Evidenzlage aus Studien bzw. Erkenntnissen der Hierarchieebene **3** oder **4**
oder
extrapolierte Evidenz der Hierarchieebene **2+**

[*] Scottish Intercollegiate Guidelines Network (SIGN). SIGN 50: A guideline developers' handbook. Edinburgh: SIGN; 2004 [cited: 2005 Aug 22].
http://www.sign.ac.uk/guidelines/fulltext/50/index.html

Anhang 2

Checkliste zur Beurteilung der methodischen Qualität
randomisierter kontrollierter Studien (Beispiel)

Checkliste zur Beurteilung der methodischen Qualität randomisierter kontrollierter Studien[*]

Studie:	+	-	+/-
Handelt es sich um eine klinisch relevante, sinnvolle Fragestellung?			
Angemessene Studienform (Hierarchie der Evidenz) zur Beantwortung der gestellten Frage?			
Einschluss von für das Problem charakteristischen Patienten?			
Angaben über mögliche (gescreente) Patienten und tatsächlich eingeschlossene Patienten?			
Randomisierung			
Randomisierungsverfahren "concealement of allocation"			
Vergleichbarkeit der Patienten zu Studienbeginn bezüglich prognostisch wichtiger Merkmale?			
Sind Angaben zur geplanten statistischen Auswertung enthalten?			
Verblindung (doppel-blind +, einfach-blind +/-, offen -)			
Gleiche Therapie abgesehen von der zu untersuchenden?			
Wurden alle randomisierten Patienten in ihren "Gruppen" ausgewertet? - intention-to-treat -			
Sind Angaben über die Anzahl ausgeschiedener Patienten enthalten? („drop-out" Rate)			
Angemessene Kontrolltherapie?			
Ist das primäre Zielkriterium klinisch relevant?			
Ist der Beobachtungszeitraum angemessen?			
Ausmaß des Therapieeffektes in „absoluten Werten" angegeben? Absolute Risiko Reduktion / Number Needed to Treat			
Angaben über Konfidenzintervalle?			
Angaben über unerwünschte Effekte?			
Übertragbarkeit / Anwendbarkeit der Ergebnisse?			
Gibt es Angaben zu möglichen Interessenkonflikten?			

---

[*] Diese Checkliste ist ein Beispiel. Es kann erforderlich sein, diese Checkliste entsprechend den inhaltlichen Fragestellungen zu modifizieren. Die methodischen Hintergründe sind ausführlich im zitierten Bericht der AHRQ dargestellt. **Systems to Rate the Strength of Scientific Evidence. Summary, Evidence Report/Technology Assessment: Number 47. AHRQ Publication No. 02-E015, March 2002. Agency for Healthcare Research and Quality, Rockville, MD. http://www.ahrq.gov/clinic/epcsums/strengthsum.htm.**

Anhang 3

Checkliste zur Beurteilung der methodischen Qualität
von systematischen Übersichtsarbeiten (Beispiel)

Checkliste zur Beurteilung der methodischen Qualität von systematischen Übersichtsarbeiten[*]

Systematische Übersichtsarbeit:	+	-	+/-
Versucht die systematische Übersichtsarbeit eine präzise Fragestellung zu beantworten?			
Wurden für die Fragestellung angemessene Studientypen in die Übersichtsarbeit einbezogen?			
Suchstrategie Ist die Suchstrategie beschrieben? Haben die Untersucher versucht alle zum Thema durchgeführten Studien zu identifizieren?			
Qualitätsbeurteilung Wurde eine Beurteilung der Qualität der eingehenden Studien durchgeführt?			
Sind die Qualitätskriterien explizit beschrieben?			
Wurde die Qualität von mehreren Gutachtern unabhängig voneinander beurteilt?			
Sind die Qualitätskriterien explizit beschrieben, die zur Aufnahme bzw. zum Ausschluss aus der systematischen Übersichtsarbeit führten?			
Wurden die zuvor benannten Qualitätskriterien dann auch eingehalten?			
Heterogenität Wurde ein Test auf Heterogenität durchgeführt?			
Wurden Ursachen bestehender Heterogenität diskutiert?			
Für den Fall, dass eine Metaanalyse durchgeführt wurde, erscheint diese sinnvoll?			
Ist für den gemeinsamen Effektschätzer ein Konfidenzintervall angegeben?			
Sensitivitätsanalyse Wurde das Ergebnis auf seine Robustheit überprüft? $\Rightarrow$ Einfluss qualitativ schlechter Studien, Einfluss der Selektion bestimmter Patienten, Einfluss des Datums der Durchführung eingehender Studien.....			
Anwendbarkeit Sind die in den Studien eingeschlossenen Patienten repräsentativ für Ihre Patienten?			
Ist die in der syst. Übersicht enthaltene Darstellung der ursprünglich eingeschlossenen Patienten ausreichend – sind Schlussfolgerungen für Ihre Patienten bzw. Ihre Klinik möglich?			
Klinische Relevanz Untersucht die systematische Übersichtsarbeit eine klinisch relevante Frage?			
Ist die gemeinsame Auswertung der eingeschlossenen Studien aus klinischer Sicht sinnvoll?			
Sind in den eingehenden Studien klinisch sinnvolle Kontrollgruppen bzw. Kontrolltherapien durchgeführt worden?			
Sind Angaben über unerwünschte Effekte enthalten?			

---

[*] Hintergründe und Erläuterungen in:
Khan KS, Kunz R, Kleijnen J, Antes G (2004) Systematische Übersichten und Meta-Analysen. Springer, Berlin Heidelberg New York

Anhang 4

Deutsches Instrument zur methodischen
Leitlinien-Bewertung (DELBI) / Fassung 2005/2006

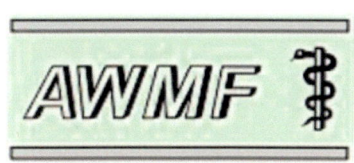

**Arbeitsgemeinschaft
der Wissenschaftlichen
Medizinischen Fachgesellschaften**

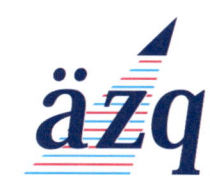

**Ärztliches Zentrum
für Qualität
in der Medizin**

Deutsches Instrument zur methodischen Leitlinien-Bewertung (DELBI)

Kurzfassung 2005/2006

Hinweis:
Die aktuell gültige Langfassung der Checkliste erhalten Sie unter
www.delbi.de

Die vorliegende Kurzfassung dient ausschließlich zu Informationszwecken.
Eine korrekte Leitlinien-Bewertung ist nur mit Hilfe der Langfassung möglich.

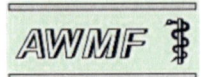

HERAUSGEBER

**Arbeitsgemeinschaft der Wissenschaftlichen Medizinischen
Fachgesellschaften   AWMF**
Moorenstraße 5, Heinrich-Heine-Universität, 40225 Düsseldorf

Ärztliches Zentrum für Qualität in der Medizin   *äzq*
Wegelystr. 3 / Herbert-Lewin-Platz, D 10623 Berlin

URHEBERRECHT UND VERVIELFÄLTIGUNG

Das **Deutsche Instrument zur methodischen Leitlinien-Bewertung (DELBI)** ist das Ergebnis
einer Zusammenarbeit zwischen der Arbeitsgemeinschaft der Wissenschaftlichen Medizinischen Fachgesellschaften (AWMF), dem Ärztlichen Zentrum für Qualität in der Medizin (äzq) –
Gemeinsames Institut von Bundesärztekammer und Kassenärztlicher Bundesvereinigung – und
den im Impressum genannten Autoren.
Es kann für Unterrichtszwecke, Qualitätssicherungsprogramme und zur kritischen Bewertung
medizinischer Leitlinien vervielfältigt und verwendet werden.
Eine Nutzung für kommerzielle Zwecke und für Marketingaktivitäten wird dagegen urheberrecht-
lich untersagt.
DELBI ist ein generisches Werkzeug, vorgesehen als Hilfe für Entwickler und Anwender medizinischer Leitlinien zur Beurteilung deren methodologischer Qualität. **Das Instrument ist nicht
für die Bewertung der inhaltlichen Angemessenheit von Leitlinien-Empfehlungen geeignet.** Die Herausgeber und Autoren übernehmen keine Verantwortung für den unsachgemäßen
Gebrauch von **DELBI**.

GÜLTIGKEITSDAUER UND FORTSCHREIBUNG

Das **Deutsche Instrument zur methodischen Leitlinien-Bewertung (DELBI)** wurde am 7. Juni
2005 veröffentlicht und ist bis zur nächsten Überarbeitung bzw. spätestens bis zum Ende des
Jahres 2008 gültig. **DELBI** ersetzt die Checkliste "Methodische Qualität von Leitlinien" (Dtsch
Ärztebl 2000; 97, Heft 17: A-1170-1172).
Verantwortlich für die kontinuierliche Fortschreibung, Aktualisierung und Bekanntmachung ist
das Ärztliche Zentrum für Qualität in der Medizin äzq gemeinsam mit der Leitlinienkommission
der AWMF.

Korrespondenzadresse:
Ärztliches Zentrum für Qualität in der Medizin (ÄZQ)
Wegelystr. 3 / Herbert-Lewin-Platz, 10623 Berlin - **delbi@azq.de**

**Ergänzungen und Modifikationen von DELBI sind über die Webseite
www.delbi.de zugänglich.**

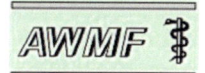 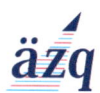

Deutsches Instrument zur methodischen Leitlinien-Bewertung (DELBI)
Kurzfassung 2005 / 2006 – Teil 1 von 2 –

Domäne 1: Geltungsbereich und Zweck	1	2	3	4
1	Das Gesamtziel der Leitlinie ist differenziert beschrieben.	☐	☐	☐	☐
2	Die in der Leitlinie behandelten medizinischen Fragen / Probleme sind differenziert beschrieben.	☐	☐	☐	☐
3	Die Patienten, für die die Leitlinie gelten soll, sind eindeutig beschrieben.	☐	☐	☐	☐

Domäne 2: Beteiligung von Interessengruppen	1	2	3	4
4	Die Entwicklergruppe der Leitlinie schließt Mitglieder aller relevanten Berufsgruppen ein.	☐	☐	☐	☐
5	Die Ansichten und Präferenzen der Patienten wurden ermittelt.	☐	☐	☐	☐
6	Die Anwenderzielgruppe der Leitlinie ist definiert.	☐	☐	☐	☐
7	Die Leitlinie wurde in einer Pilotstudie von Mitgliedern der Anwenderzielgruppe getestet.	☐	☐	☐	☐

Domäne 3: Methodologische Exaktheit der Leitlinien-Entwicklung	1	2	3	4
8	Bei der Suche nach der Evidenz wurden systematische Methoden angewandt.	☐	☐	☐	☐
9	Die Kriterien für die Auswahl der Evidenz sind klar beschrieben.	☐	☐	☐	☐
10	Die zur Formulierung der Empfehlungen verwendeten Methoden sind klar beschrieben.	☐	☐	☐	☐
11	Bei der Formulierung der Empfehlungen wurden gesundheitlicher Nutzen, Nebenwirkungen und Risiken berücksichtigt.	☐	☐	☐	☐
12	Die Verbindung zwischen Empfehlungen und der zugrunde liegenden Evidenz ist explizit dargestellt.	☐	☐	☐	☐
13	Die Leitlinie ist vor ihrer Veröffentlichung durch externe Experten begutachtet worden.	☐	☐	☐	☐
14	Ein Verfahren zur Aktualisierung der Leitlinie ist angegeben.	☐	☐	☐	☐

Bewertung 1: Trifft überhaupt nicht zu
Bewertung 4: Trifft uneingeschränkt zu

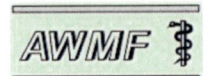

Deutsches Instrument zur methodischen Leitlinien-Bewertung (DELBI) Kurzfassung 2005 / 2006 – Teil 2 von 2 –

Domäne 4: Klarheit und Gestaltung	1	2	3	4
15	Die Empfehlungen der Leitlinie sind spezifisch und eindeutig.	☐	☐	☐	☐
16	Die verschiedenen Handlungsoptionen für das Versorgungsproblem sind dargestellt.	☐	☐	☐	☐
17	Schlüsselempfehlungen der Leitlinie sind leicht zu identifizieren.	☐	☐	☐	☐
18	Es existieren Instrumente bzw. Materialien, die die Anwendung der Leitlinie unterstützen.	☐	☐	☐	☐
Domäne 5: Generelle Anwendbarkeit	**1**	**2**	**3**	**4**
19	Die möglichen organisatorischen Barrieren gegenüber der Anwendung der Empfehlungen werden diskutiert.	☐	☐	☐	☐
20	Die durch die Anwendung der Empfehlungen der Leitlinie möglicherweise entstehenden finanziellen Auswirkungen werden berücksichtigt.	☐	☐	☐	☐
21	Die Leitlinie benennt wesentliche Messgrößen für das Monitoring und / oder die Überprüfungskriterien.	☐	☐	☐	☐
Domäne 6: Redaktionelle Unabhängigkeit	**1**	**2**	**3**	**4**
22	Die Leitlinie ist redaktionell von der (den) finanzierenden Organisation(en) unabhängig.	☐	☐	☐	☐
23	Interessenkonflikte von Mitgliedern der Leitlinienentwicklungsgruppe wurden dokumentiert.	☐	☐	☐	☐
Domäne 7: Anwendbarkeit im deutschen Gesundheitssystem	**1**	**2**	**3**	**4**
24	Es liegen Empfehlungen zu präventiven, diagnostischen, therapeutischen und rehabilitativen Maßnahmen in den verschiedenen Versorgungsbereichen vor.	☐	☐	☐	☐
25	Es existieren Angaben, welche Maßnahmen unzweckmäßig, überflüssig oder obsolet erscheinen.	☐	☐	☐	☐
26	Die klinische Information der Leitlinie ist so organisiert, dass der Ablauf des medizinischen Entscheidungsprozesses systematisch nachvollzogen wird und schnell erfassbar ist.	☐	☐	☐	☐
27	Es ist eine Strategie / ein Konzept für die einfache Zugänglichkeit und für die Verbreitung der Leitlinie dargelegt.	☐	☐	☐	☐
28	Ein Konzept zur Implementierung der Leitlinie wird beschrieben.	☐	☐	☐	☐
29	Der Leitlinie ist eine Beschreibung zum methodischen Vorgehen (Leitlinien-Report) hinterlegt.	☐	☐	☐	☐
Bewertung 1: Trifft überhaupt nicht zu **Bewertung 4: Trifft uneingeschränkt zu**				

© AWMF und ÄZQ 2005

Hinweis: Die aktuell gültige Langfassung der Checkliste erhalten Sie unter www.delbi.de. Die vorliegende Kurzfassung dient ausschließlich zu Informationszwecken. Eine korrekte Leitlinien-Bewertung ist nur mit Hilfe der Langfassung möglich.

4

Anhang 5

Unabhängigkeitserklärung (Beispiel)

Erklärung von möglichen Interessenkonflikten

Präambel
Leitlinienautoren sollen im Rahmen dieser Tätigkeit mögliche Interessenkonflikte darlegen.

Es gibt eine Vielzahl von finanziellen, politischen, akademischen oder privaten / persönlichen Beziehungen, deren Ausprägungsgrad und Bedeutung variieren kann und die mögliche Interessenkonflikte darstellen können. Ob davon die erforderliche Neutralität für die Tätigkeit als Leitlinienautor / Experte in Frage gestellt ist, soll nicht aufgrund von detaillierten Vorschriften geklärt werden, sondern im Rahmen einer Selbsterklärung erfolgen.

Erklärung
Die Erklärung der Unabhängigkeit betrifft finanzielle und kommerzielle Tatbestände sowie Interessen der Mitglieder selbst. Die Erklärungen werden gegenüber .... abgegeben.

Bitte machen Sie konkrete Angaben zu folgenden Punkten:

1. Berater- bzw. Gutachtertätigkeit für Industrieunternehmen, bezahlte Mitarbeit in einem wissenschaftlichen Beirat eines pharmazeutischen, biotechnologischen bzw. medizintechnischen Unternehmens

o nein
o ja, welche?

2. Finanzielle Zuwendungen pharmazeutischer biotechnologischer bzw. medizintechnischer Unternehmen bzw. kommerziell orientierter Auftragsinstitute, die über eine angemessene Aufwandsentschädigung für die Planung, Durchführung und Dokumentation klinischer oder experimenteller Studien hinausgehen

o nein
o ja, welche?

3. Eigentümerinteresse an Arzneimitteln / Medizinprodukten (z. B. Patent, Urheberrecht, Verkaufslizenz)

o nein
o ja, welche?

4. Besitz von Geschäftsanteilen, Aktienkapital, Fonds der pharmazeutischen oder biotechnologischen Industrie (Angaben sind nur bei Beträgen > 50.000 € pro Einzeltitel erforderlich)

o nein
o ja, welche?

5. Bezahlte Autoren- oder Co-Autorenschaft bei Artikeln im Auftrag pharmazeutischer biotechnologischer bzw. medizintechnischer Unternehmen in den zurückliegenden 5 Jahren

o nein
o ja, welche?

6. Relevante Änderungen sind zeitnah und schriftlich mitzuteilen

7. Bei einem möglichen Interessenkonflikt entscheidet / entscheiden folgende Person / Personen

Ich habe diese Regelung zur Kenntnis genommen und erkläre, dass meine Angaben der Wahrheit entsprechen.

Name / Anschrift (Stempel)

Datum, Unterschrift

Anhang 6

Report zur Leitlinie »Therapie der stabilen Angina pectoris
und der asymptomatischen koronaren Herzkrankheit«
(Version 2.02, Oktober 2004)

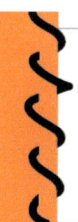

Leitliniengruppe
Hessen

Hausärztliche
Pharmakotherapie

Leitliniengruppe Hessen

Leitlinienreport
Stabile Angina pectoris

Report zur Leitlinie: Therapie der stabilen Angina pectoris
und der asymptomatischen koronaren Herzkrankheit

Stand
Januar 2004

Version 2.02 von Oktober 2004

F. W. Bergert
D. Conrad
K. Ehrenthal
J. Feßler
J. Gross
K. Gundermann
B. Kluthe
R. Krause
W. LangHeinrich
A. Liesenfeld
P. G. Loew
E. Luther
R. Pchalek
J. Seffrin
A. Sterzing
H.-J. Wolfring
U. Zimmermann

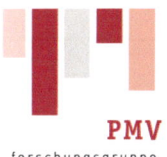 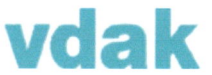 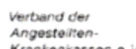 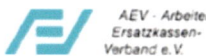 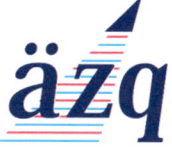 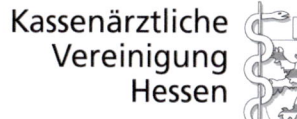

PMV
forschungsgruppe

Spezifische Reporte liegen vor zu

Stabile Angina pectoris
Asthma bronchiale und COPD
Diabetes mellitus Typ 2
Herzinsuffizienz
Hyperlipidämie
Hypertonie
Magen-Darm-Beschwerden
Schmerzen

Autorin des Leitlinienreports
Dr. Ingrid Schubert
PMV forschungsgruppe
Herderstraße 52-54
50931 Köln
Fax: 0221-478-6766
Email: pmv@uk-koeln.de
http://www.pmvforschungsgruppe.de

Die **Leitliniengruppe Hessen** wurde 1997 mit dem Ziel gegründet, hausärztliche Leitlinien zu ausgewählten Themen der Pharmakotherapie für die Arbeit in Pharmakotherapiezirkeln zu erstellen. Die hausärztlichen Qualitätszirkel „Pharmakotherapie" gehören zu einem Programm der KV Hessen zur Qualitätssicherung. Die Verantwortung für die Inhalte der Leitlinie liegt bei der Leitliniengruppe.

Die Pharmakotherapiezirkel und die Leitlinienarbeit werden von der **KV Hessen** gemeinsam mit **VdAK/AEV - Landesvertretung Hessen** ohne inhaltliche Einflussnahme und ohne Verantwortung für die Inhalte gefördert.

Die Moderation der Leitliniensitzungen, die wissenschaftliche Begleitung und Konzeption hausärztlicher Leitlinienerarbeitung sowie die Evaluation erfolgt durch die **PMV forschungsgruppe**, Universität zu Köln (vormalig Forschungsgruppe Primärmedizinische Versorgung).

Ein Training in Methoden der Evidenzbasierung und Unterstützung in der Strukturierung der Leitlinien erfolgte durch das **Ärztliche Zentrum für Qualität in der Medizin** (ÄZQ, Köln). Im Rahmen eines BMGS-Projektes wurde (bis 5/2003) das Gesamtprojekt vom ÄZQ begleitet und mitevaluiert. Die erarbeiteten Leitlinien werden über das ÄZQ [www.leitlinien.de] und die PMV forschungsgruppe regelmäßig im Internet veröffentlicht.

Inhaltsverzeichnis

02

Angesichts der Fülle an gegenwärtig vorhandenen Leitlinien ist es dringend erforderlich, die Verantwortlichkeit für die Leitlinienentwicklung darzulegen und eine Transparenz über die Vorgehensweise herzustellen. Die "Leitliniengruppe Hessen - Hausärztliche Pharmakotherapiezirkel" kommt dieser Aufgabe durch die Erstellung von Leitlinienreporten nach. Die Arbeitsweise der Leitliniengruppe und der Kontext der Erstellung der Leitlinien sind in einem eigenen Bericht, dem "Leitlinien-Report" der Leitliniengruppe Hessen beschrieben. Zusätzlich werden zu jeder Leitlinie themenspezifische Reporte vorgelegt (s. www.leitlinien.de). Grundlage für die Erstellung der Reporte bilden die Protokolle der Sitzungen der Leitliniengruppe. Die Gliederung orientiert sich an der Checkliste "Methodische Qualität von Leitlinien im Leitlinien-Manual von AWMF und ÄZQ (s. ZaeFQu, 95. Jg. Suppl.1, Januar 2001).

Die Leitlinienreporte entstanden im Rahmen einer Kooperation zwischen der KV Hessen, der Leitliniengruppe Hessen, der PMV forschungsgruppe (ehemals Forschungsgruppe Primärmedizinische Versorgung) an der Universität zu Köln und dem Ärztlichen Zentrum für Qualität in der Medizin (Köln). Die vom VdAK/AEV geförderten Pharmakotherapiezirkel der KV Hessen stellten die Grundlage dar zur Durchführung des Projektes "Implementierung interdisziplinärer Leitlinien für wichtige Versorgungsbereiche mit Hilfe des Leitlinien-Clearingverfahrens der Selbstverwaltungskörperschaften im Gesundheitswesen", das vom Bundesministerium für Gesundheit finanziert (Laufzeit 2000-2003) und seitens der ÄZQ durchgeführt wurde. Die Autorin des Reportes bedankt sich bei allen beteiligten Partnern für die konstruktiven Anregungen zur Erstellung des Manuskriptes.

03

Verantwortlichkeit/Unabhängigkeit der Autoren

Für den Inhalt der Leitlinien ist die "Leitliniengruppe Hessen – Hausärztliche Pharmakotherapiezirkel" verantwortlich. Diese Leitliniengruppe wurde 1997 von den Moderatoren der Pharmakotherapiezirkel gemeinsam mit der PMV forschungsgruppe (damalige Leiterin PD Dr. med. Liselotte von Ferber) gegründet.

Die Pharmakotherapiezirkel sind eine seit Anfang der 90er Jahre gemeinsam von der Kassenärztlichen Vereinigung Hessen (KVH) und dem VdAK/AEV durchgeführte Maßnahme zur Sicherung der Qualität und Wirtschaftlichkeit der Arzneitherapie in der vertragsärztlichen Versorgung. Von 1997 bis März 2004 haben 60 Sitzungen der Leitliniengruppe stattgefunden.

Die Mitglieder der Leitliniengruppe sind auf jeder Leitlinie genannt. Jede Leitlinie wird im Konsens (s. u.) verabschiedet. Im Vorspann enthält jede Leitlinie Angaben zu ihrer Finanzierung sowie zur inhaltlichen und wirtschaftlichen Unabhängigkeit der Autoren bei der Erstellung der Leitlinie. Jede Leitlinie enthält außerdem im Anhang eine kurze Information über die Leitliniengruppe und ihre Arbeitsweise.

Kontext der Leitlinienentwicklung

Die Gründung der Leitliniengruppe (1997) war im Zuge der Institutionalisierung der Pharmakotherapiezirkel ein notwendiger Schritt der Organisationsentwicklung. Sie ist Teil der internen Qualitätssicherung. Leitlinien dienen dem Zweck, gesicherte Erkenntnisse der Arzneitherapie zu verbreiten und Wirtschaftlichkeitsreserven in der vertragsärztlichen Versorgung durch Veränderungen in der Verordnungsweise zu erschließen. Die Leitliniengruppe unterstützt die Moderatoren und Co-Moderatoren der Pharmakotherapiezirkel im Erwerb evidenzbasierter Erkenntnisse, die sie zur Entscheidungsgrundlage für die Moderation der Zirkel und zur Basis in der Vermittlung von Qualität und Wirtschaftlichkeit der Pharmakotherapie machen können.

In der Leitliniengruppe werden die Erkenntnisse der evidenzbasierten Medizin und die davon abgeleiteten Handlungsempfehlungen in regionalen - hier: Hessen - „Hausärztliche Leitlinien" zusammengetragen. Der Bezug zur evidenzbasierten Medizin wird in einem eigenen Verfahren (s. Prozess der Leitlinienentwicklung) hergestellt.

Leitlinien für Pharmakotherapiezirkel

Die Hausärztlichen Leitlinien sind heute ein wesentlicher Bestandteil in der Qualitätssicherung der Pharmakotherapie und der Zirkelarbeit (s. Informationen zur Zirkelarbeit).

Die Entwicklung von der informellen Peer Review Group von Pharmakotherapieberatern, die Einmalberatungen durchführten, in eine Steuerungsgruppe, die Verantwortung für ein Qualitätssicherungsprogramm übernahm, also eine organisierte formelle Fortbildung für Hausärzte durchführte, erforderte neue Organisationsformen und –instrumente.

- In allen Zirkeln sollten die gleichen Themen diskutiert und die gleichen Qualitäts- und Wirtschaftlichkeitsziele für die Verordnungsweise der Teilnehmer verfolgt werden.
- Alle Moderatoren sollten die gleichen pharmakologischen und epidemiologischen Basiskenntnisse zur Grundlage ihrer Zirkelarbeit machen können.

Zu diesem Zweck wurde der Moderatorenzirkel eingerichtet, in dem sich die Moderatoren und die Co-Moderatoren vor jeder neuen Sitzungsrunde trafen und auf das jeweilige Sitzungsthema vorbereiteten. Insbesondere die Co-Moderatoren erhielten eine arzneimittelepidemiologische und pharmakologische Fortbildung und wurden didaktisch auf die Zirkelarbeit vorbereitet. Es erfolgte ein Erfahrungsaustausch über die Zirkelarbeit und über die persönlichen Erfahrungen der Moderatoren in der Umsetzung von gemeinsam erarbeiteten Handlungsempfehlungen.

Die wissenschaftliche Begleitung und Moderation übernahm die PMV forschungsgruppe (Universität zu Köln).

Als ein weiteres Instrument zur Qualitätssicherung gründeten die Moderatoren gemeinsam mit der PMV forschungsgruppe 1997 die "Leitliniengruppe Hessen - hausärztliche Pharmakotherapie" mit dem Ziel, kurze und prägnante Leitlinien für die Pharmakotherapie der in den Zirkeln zu diskutierenden Erkrankungsbilder und Indikationsgruppen zu formulieren (zum Prozess der Leitlinienentwicklung s. w. u.).

Prozess der Leitlinienentwicklung

Die erste Fassung der Leitlinie "Therapie der stabilen Angina pectoris und der asymptomatischen koronaren Herzkrankheit" wurde der Leitliniengruppe auf der **39. Sitzung am 12.12.2001** vorgestellt (s. Protokoll der 39. Sitzung der Hausärztlichen Leitliniengruppe). Der Leitlinienentwurf wurde unter anderem in Bezug auf die Definition der KHK und die hausärztlichen Schlüsselprobleme in der 41. Sitzung am 6.2.2002 erneut diskutiert und von der Leitliniengruppe bei dieser Sitzung verabschiedet.

Eine erneute Überarbeitung erfolgte durch die federführenden Leitlinienautoren im Herbst/Winter 2003/2004 (zu den Änderungen s. u.). Die überarbeitete Fassung der Leitlinie (Version 2.0) wurde am 17. Januar 2004 auf der 56. Leitliniensitzung verabschiedet.

Identifizierung und Interpretation der Evidenz

Die Statements der Leitlinie "Therapie der stabilen Angina pectoris und der asymptomatischen koronaren Herzkrankheit" sind durch Literaturzitate belegt und mit Evidenzgraden versehen; die Leitlinie enthält ein Literaturverzeichnis.

Durch die Leitlinienautoren wurde eine Literaturrecherche mit Medline durchgeführt. Die Suchbegriffe waren: risk factors, stable angina, myocardial infarction, coronary heart disease, PTCA, stenting und coronary artery bypass surgery. Darüber hinaus wurde das Buch Evidence-based Cardiology, 2000, Lippincott Williams & Wilkins, ISBN 0-7817-1613-6 verwendet, um nicht elektronisch gelistete relevante Studien zu finden. Die herangezogenen Leitlinien sind weiter unten ausgewiesen. Sie wurden hinsichtlich ihrer Übertragbarkeit auf die hausärztliche Situation überprüft. Sofern möglich wurden die Aussagen und der zugehörige Evidenzgrad der Leitlinien übernommen (s. w. u.).

Die Leitlinien enthalten für ihre Aussagen „Evidenzstärken" und für ihre Empfehlungen Bewertungen nach den „Stufen A, B und C", die auf folgende Weise ermittelt wurden: In einem ersten Schritt erfolgte ein Vergleich mit Aussagen vorhandener evidenzbasierter Leitlinien. Deren Evidenzstärken und Stufen der Empfehlungen werden für gleichlautende Aussagen der Hausärztlichen Leitlinie übernommen. Da die Klassifizierung der Bezugsleitlinien (Seed Guidelines) mitunter voneinander abweicht, wird – soweit als möglich – das unten dargestellte Klassifikationsschema verwendet. Für Aussagen, die nicht auf diese Weise mit Evidenzen versehen werden konnten, wurden durch die Leitliniengruppe eigene Literaturbewertungen vorgenommen. Hierzu wurden den Studien Evidenzstärken und den darauf basierenden Empfehlungen die entsprechenden Bewertungen nach den Stufen A, B, C (s. w. u) zugeordnet. Empfehlungen, zu denen gegenwärtig keine gut belegten Studien vorliegen, beruhen auf Expertenerfahrung und werden der Kategorie C zugeordnet.

Evidenzkategorien

Das nachstehende Stufenschema („Evidenz-stärken der Studien" und "Stufen der Empfeh-lungen") basiert auf dem Schema der US Agency for Health Care Policy and Research (AHCPR, US Department of Health and Human Service, 1993 [2]) und wurde der Leitlinie des Scottish Intercollegiate Guideline Network entnommen. In jeder Leitlinie wird das herangezogene Stufen-schema erläutert.

Einteilung der Evidenzstärke (level of evidence, Übersetzung in Anlehnung an ÄZQ [1])

Grad und Evidenztyp

Ia Evidenz aufgrund von Metaanalysen randomisierter kontrollierter Studien

Ib Evidenz aufgrund von mindestens einer randomisierten kontrollierten Studie

IIa Evidenz aufgrund mindestens einer gut angelegten, kontrollierten Studie ohne Randomisierung

IIb Evidenz aufgrund einer gut angelegten, quasi experimentellen Studie

III Evidenz aufgrund einer gut angelegten nicht-experimentellen deskriptiven Studie (z. B. Vergleichsstudien, Korrelationsstudien und Fall-Kontroll-Studien)

IV Evidenz aufgrund von Berichten oder Meinungen von Expertenkreisen, Konsensus-konferenzen *und/oder* klinischer Erfahrung anerkannter Autoritäten

Stufen der Empfehlung

A beruhend auf den Graden Ia und Ib des Evidenztyps, d. h. die Empfehlung stützt sich auf Veröffentlichungen guter Qualität, die mindestens eine randomisierte kontrollierte Studie enthalten.

B Beruhend auf den Graden IIa, IIb und III des Evidenztyps; d. h. die Empfehlung stützt sich auf gut angelegte, nicht randomisierte, klinische Studien.

C Beruhend auf Evidenzgrad IV, d. h. die Em-pfehlung leitet sich ab aus Berichten oder Meinungen von Expertenkreisen, Konsensus-konferenzen und/oder klinischer Erfahrung an-erkannter Autoritäten. Die Stufe C weist auf das Fehlen direkt anwendbarer klinischer Studien guter Qualität hin.

Die oftmals niedrigen Empfehlungsstufen für viele im hausärztlichen Bereich wichtige Maßnahmen und Fragestellungen (beispielsweise Strategien für die Umsetzung von Präventionsmaßnahmen, die Bedeutung des ärztlichen Gespräches) ergeben sich daraus, dass hierfür entweder häufig keine randomisierten kontrollierten klinischen Studien vorliegen oder eine Anwendbarkeit der methodisch hochwertigen Studien für den hausärztlichen Sektor nicht gegeben ist. Das bedeutet, dass in den hausärztlichen Leitlinien die Empfehlungen für „allgemeine Maßnahmen" in der Regel mit B oder überwiegend C, d. h. beruhend auf Experten-empfehlungen und Konsensuskonferenzen, bewer-tet werden. Daraus sollte jedoch nicht der naheliegende irrtümliche Schluss gezogen werden, dass sie für die hausärztliche Praxis eine nach-rangige Bedeutung haben. Klinisch begründete Empfehlungen haben oft eine geringe praktische Relevanz für die Primärversorgung. Diese wiederum muss bemüht sein, für ihre Handlungs-aufgaben konsensfähige Grundsätze zu formulie-ren und zu verbreiten.

↘ Konsentierung
↘ Gutachterverfahren
↘ Prüfung auf Anwendbarkeit
↘ Gültigkeitsdauer

Die Entscheidungen über die Inhalte und Empfehlungen der Leitlinie zur "Therapie der stabilen Angina pectoris und der asymptomatischen koronaren Herzkrankheit" wurden von der „Leitliniengruppe Hessen - Hausärztliche Pharmakotherapiezirkel" im Konsens getroffen.

Die Leitlinie wird im Rahmen der Qualitätssicherung der KV Hessen jeweils 10 PTZ-Gruppen vorgestellt (Oktober - Dezember 2004). Die Anmerkungen der Teilnehmer werden protokolliert und von der PMV forschungsgruppe an die federführenden Autoren weitergeleitet. Die von den Mitgliedern der Leitliniengruppe und – zu einem späteren Zeitpunkt – von den Teilnehmern der Zirkel unterbreiteten Vorschläge werden von den federführenden Autoren geprüft und so weit sie den Kriterien der Leitlinienerstellung entsprechen in die Leitlinie eingearbeitet.

Die Leitlinie "Therapie der stabilen Angina pectoris und der asymptomatischen koronaren Herzkrankheit" wurde in "KV H aktuell" nach Billigung durch den wissenschaftlichen Beirat (Juli 2002, Nr.33: 31-44) publiziert. Die aktuelle Version wird im Internet veröffentlicht.

Die Version 1 wurde auf der 41. Leitliniensitzung am 6.3.2002 verabschiedet; die Version 2 am 17. Januar 2004 (56. Sitzung der Leitliniengruppe).

Die Leitlinie "Therapie der stabilen Angina pectoris und der asymptomatischen koronaren Herzkrankheit" wird spätestens im **Januar 2006** aktualisiert werden. Die federführenden Autoren werden die Überprüfung vornehmen, ggf. Änderungen einarbeiten und die Leitlinie der Leitliniengruppe erneut zur Abstimmung vorstellen.

09

↘ Ziele für die Leitlinienentwicklung
↘ Zielgruppen der Leitlinie

Ziele der Leitlinienentwicklung

Neben dem grundlegenden Anliegen der Hausärztlichen Leitliniengruppe Hessen prägnante und im Alltag handhabbare Leitlinien für Hausärzte zu entwickeln (s. Leitlinien-Report der Hausärztlichen Leitliniengruppe Hessen), gaben in Bezug auf den Behandlungsanlass "Angina pectoris/asymptomatische koronare Herzkrankheit" folgende Kernprobleme für die hausärztliche Versorgung den Anstoß für eine Leitlinie zu diesem Thema:

- Unzureichende Diagnostik hinsichtlich des rechtzeitigen Erkennens von Risiken für eine KHK. In der Leitlinie wird insbesondere auf KHK bei Frauen und Diabetikern eingegangen. Für die Abschätzung der Risikosituation benennt die Leitlinie verschiedene Instrumente, die in der hausärztlichen Praxis eingesetzt werden können.
- Unzureichende Aufklärung der Patienten über Wirksamkeit von Lebensstiländerungen zur Vermeidung einer KHK.
- Unzureichende Umsetzung evidenzbasierter Therapieempfehlungen. Hierzu zählen einerseits die konsequente Blutdruck- und Blutzuckereinstellung sowie die konsequente Behandlung mit ASS. Noch zu wenig beachtet wird der therapeutische Nutzen einer Behandlung mit Betablockern und ACE-Hemmern. Es gibt Hinweise, dass Nitrate unkritisch als Dauermedikation eingesetzt werden.

Zielgruppen der Leitlinie

Die beim Hausarzt (Allgemeinarzt und hausärztlich tätige Internisten) behandelten Patienten sind Zielgruppe der Leitlinie "Therapie der stabilen Angina pectoris und der asymptomatischen koronaren Herzkrankheit". Professionelle Zielgruppe dieser Leitlinie sind die Hausärzte und hausärztlich tätige Internisten.

Die hausärztlichen Leitlinien legen Wert auf patientenaktivierende Maßnahmen, die der medikamentösen Therapie vorausgehen bzw. sie begleiten (s. Leitlinien-Report der Hausärztlichen Leitliniengruppe Hessen). Die nichtmedikamentösen Maßnahmen zur Behandlung der koronaren Herzkrankheit beziehen sich auf Risikofaktoren, die durch eine Veränderung der Lebensweise zu beeinflussen sind (Rauchen aufgeben, Ernährungsumstellung, Bewegung, ggf. Gewichtsabnahme). Hier ist oftmals mit Umsetzungsproblemen und Widerständen auf Seiten der Patienten zu rechnen.

↘ Anwendbarkeit/Flexibilität
↘ Nutzen, Nebenwirkungen, Kosten, Ergebnisse

Anwendbarkeit/Flexibilität

Die Leitlinie "Therapie der stabilen Angina pectoris und der asymptomatischen koronaren Herzkrankheit" gibt Hinweise zur Verlaufskontrolle sowie zur Gestaltung der interdisziplinären und sektorübergreifenden Zusammenarbeit. Bei der erstmaligen Diagnosestellung, bei Verschlechterung der Symptomatik sollte der Patient zu einem Kardiologen zur Vorstellung überwiesen werden, ebenso einmal jährlich zur Verlaufskontrolle (Belastungs-EKG, Echokardiographie), sofern der Hausarzt dies nicht selbst durchführt.

Nutzen, Nebenwirkungen, Kosten, Ergebnisse

Der Nutzen einer Anwendung der Leitlinie "Therapie der stabilen Angina pectoris und der asymptomatischen koronaren Herzkrankheit" ergibt sich aus den dargestellten Kernproblemen für die hausärztliche Versorgung und den Therapiezielen, die Qualitätsproblemen in der Versorgung entgegenwirken sollen. Hinsichtlich der Kosten ist davon auszugehen, dass die Arzneimitteltherapie nach Leitlinie - vor allem vor dem Hintergrund einer Fehl- oder Unterversorgung - zunächst teurer wird, jedoch längerfristig Kosten durch Vermeidung von Krankenhausaufenthalten eingespart werden können. Es wird vermutet, dass auf lange Sicht der Nutzen die zunächst mit der Umsetzung der Leitlinie zu erwartenden höheren Kosten aufwiegt. Gegenwärtig kann hierfür mangels Routinedaten kein Nachweis erbracht werden (s. hierzu auch die Ausführungen im Leitlinien-Report der Hausärztlichen Leitliniengruppe Hessen).

11

Änderungen

Die Aktualisierung wurde von den beiden Leitlinienautoren vorgenommen. Zur Überarbeitung wurden erneut Recherchen in Literaturdatenbanken (Medline, Cochrane) und Leitliniendatenbanken durchgeführt.

Zwischenversionen wurden den Mitgliedern der Leitliniengruppe mit der Bitte um Rückmeldung und Ergänzung zugesandt, die bei der PMV forschungsgruppe eingegangenen Statements wurden in Abstimmung mit den federführenden Leitlinienautoren eingearbeitet.

Vor der Verabschiedung der Leitlinie wurde erneut eine überarbeitete Version den Mitgliedern der Leitliniengruppe im November 2003 zusammen mit einem Fragebogen zugesandt. Die Ärzte wurden gebeten, zu folgenden Punkten Stellung zu nehmen:

- Qualitätskriterien für eine "gute" Therapie der KHK sowie Einschätzung, ob diese in der Leitlinie enthalten sind, und falls nicht, wie sie aufgenommen werden sollen,
- Angabe von schwierigen Situationen (häufig/selten) in der Therapie der KHK mit der Bitte um Hinweise, ob für diese - vor allem häufigen - Situationen in der Leitlinie Hilfestellungen enthalten sind bzw. welche aufgenommen werden müssten,
- Beurteilung der Klarheit und der Praxisrelevanz der Empfehlungen,

- Einschätzung, in welchen Bereichen Probleme in der Umsetzung der Leitlinie bestehen könnten,
- Hinweise, welche Empfehlungen der Leitlinie durch den Antwortenden in dieser Form nicht durchgeführt werden,
- Hinweise, welche Empfehlungen der Leitlinie für den Antwortenden neu waren.

Die Beantwortung konnte anonym erfolgen. 8 Kollegen beteiligten sich aktiv; der Fragebogen wurde durch die PMV forschungsgruppe ausgewertet. Die Mitglieder der Leitliniengruppe beurteilten das Vorgehen der Überarbeitung (freie Rückmeldung und Fragebogen) als sehr effizient für die Vorbereitung der Sitzung und für den Abstimmungsprozess.

Unter anderem wurden noch folgende Präzisierungen gewünscht:

- Stärkere Betonung, dass Diabetiker Hochrisikopatienten darstellen
- Stellenwert der Diät und des körperlichen Trainings betonen
- Bewertung von Clopidogrel
- Stellenwert der PTCA präzisieren (wann Bypass, wann PTCA?)
- Statintherapie hervorheben
- Praxishinweise konkretisieren

... → ...

12

↘ Aktualisierung der Leitlinie "Therapie der stabilen Angina pectoris" (Fortsetzung)

... → ...

Neben einem in allen Leitlinien veränderten Vorspann und den Ergänzungen wie Studientabellen, Zusammenfassung sowie Erläuterung der Risikomaße wurden insbesondere folgende Punkte neu aufgenommen bzw. überarbeitet:

- Tabellarische Darstellung der Klassifikation der stabilen Angina pectoris nach den Graden der Canadian Cardiovascular Society
- Ergänzung der Hausärztlichen Schlüsselfragen um die Aspekte KHK bei Frauen und bei Diabetikern
- Darstellung des Nutzens lebensstiländernder Maßnahmen (Rauchstopp, gesundheitsfördernde Lebensweise) anhand von Studien und Überlebenskurven
- Praxishinweise für die medikamentöse Therapie
- Hinweise auf Dosierungen und Besonderheiten in der Therapie

Verabschiedung der Leitlinie/Veröffentlichung
Die zur Zeit gültige Leitlinie (Version 2.01) wurde auf der **56. Leitliniensitzung am 17. Januar 2004** verabschiedet. Die aktuelle Version steht im Internet unter www.pmvforschungsgruppe.de und www.leitlinien.de.

13

Implementation

Die hausärztlichen Leitlinien sind eingebettet in das Qualitätssicherungsprogramm ärztlicher Verordnungsweise der Kassenärztlichen Vereinigung Hessen in Kooperation mit dem VdAK/AEV. Das Projekt Pharmakotherapiezirkel (PTZ) arbeitet nach dem Konzept der datengestützten Qualitätssicherung. Dies bedeutet, dass für jeden Teilnehmer Verordnungs- und - so weit EDV-erfasst - jetzt auch Krankenscheindaten erhoben, ausgewertet und die Ergebnisse in themenspezifischen Manualen dargestellt werden (s. Leitlinien-Report der Leitliniengruppe Hessen und Literaturangaben).

Die Aussagen der Leitlinie "Therapie der stabilen Angina pectoris und der asymptomatischen koronaren Herzkrankheit " sind in das Manual zur PTZ-Sitzung Hypertonie und KHK integriert und werden von den Moderatoren in den Zirkelsitzungen erläutert. Nach Abschluss der Zirkelsitzungen erhalten die Teilnehmer einen ausführlichen Bericht mit den Ergebnissen der Evaluation. Diese vergleicht die Verordnungsdaten vor dem Zirkelbeginn und nach Durchführung der Zirkel. Anhand von Indikatoren wird der Grad der Umsetzung der Leitlinien in Bezug auf die Verordnungsweise dargestellt (s. w. u., s. weitere Ausführungen im Leitlinien-Report der Hausärztlichen Leitliniengruppe Hessen).

Evaluation

Auf der Grundlage der Leitlinie "Therapie der stabilen Angina pectoris" wurden in Bezug auf die Arzneimittelauswahl und Therapie folgende Indikatoren abgeleitet und auf der Basis der Verordnungsdaten der PTZ-Teilnehmer dargestellt (s. Manual zur 7. PTZ-Sitzung 2004):

- Anteil der KHK-Patienten mit Thrombozyten- aggregationshemmern. Der Anteil sollte hoch liegen. Der Indikator stellt eine erste Orientie- rung dar, da sowohl die Selbstmedikation mit ASS aber auch Kontraindikationen nicht erfasst werden.
- Anteil der KHK-Patienten mit Verordnung prognoseverbessernder Wirkstoffe (ACE- Hemmer/Sartane und/oder Betablocker). Auch hier sollte die Behandlungsprävalenz hoch liegen.
- Anteil der KHK-Patienten mit Nitraten.
- Anteil der KHK-Patienten mit Statinen (bzw. mit Simvastatin/Pravastatin als Mittel der ersten Wahl).
- Durchführung der Basistherapie (Thrombo- zytenaggregationshemmer, ACE-Hemmer/ Sartane und/oder Betablocker) sowie Statinen nach Geschlecht.

Anhand dieser Indikatoren kann der Status-Quo der Umsetzung bestimmter - hier in den Verord- nungsdaten abbildbarer - Leitlinienempfehlungen dargestellt werden.

Im Rahmen der Evaluation (Verordnungsdaten aus II/2003) wird untersucht werden, ob es zu einer Zunahme im Umsetzungsgrad der Leitlinien- empfehlungen gekommen ist. Die Indikatoren dienen einerseits der Qualitätskontrolle im Rahmen der Pharmakotherapiezirkelarbeit (d. h. sie zeigen, in wie weit die Ziele der Zirkelsitzungen und die Implementation der Leitlinie erreicht wurden), sie dienen aber auch andererseits der kritischen Selbstkontrolle jedes einzelnen Arztes, da er Anregungen erhält, nach welchen Kriterien er sein Verordnungs- und Therapieverhalten unter dem Gesichtspunkt der Qualität und Wirtschaftlichkeit selbst verbessern kann. Die Verordnungsanalysen zeigen neben den Indikatoren für Qualität auch Indikatoren zur Wirtschaftlichkeit der Verordnungs- weise (z. B. Anteil der Generikaverordnung, Anteil umstrittener Arzneimittel, Verordnung ohne Indika- tionsstellung). Die Zirkelarbeit - das konnte durch verschiedene Evaluationen gezeigt werden - bringt deutliche Einsparungen, die - da gezielt eingesetzt - nicht zu einem Qualitätsverlust führen (s. Literatur, s Leitlinien-Report der Hausärztlichen Leitliniengruppe Hessen).

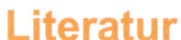

↘ Zitierte Literatur

1 Ollenschläger G, Helou A, Lorenz W. Kritische Bewertung von Leitlinien. In: Kunz R et al: Lehrbuch evidenzbasierte Medizin in Klinik und Praxis. Schriftenreihe Hans Neuffer Stiftung. Köln: Deutscher Ärzteverlag: 2000; 156-176

2 US Department of Health and Human Services. Agency for Health Care Policy and Research: Acute pain management: operative and medical procedures and trauma. Rockville (MD): The Agency 1993. Clinical practice guideline No.1. AHCPR Publication No. 92-0023, p. 107

↘ Für die Aktualisierung der Version 2.0 herangezogene Leitlinien

- Leitlinie: Koronare Herzkrankheit / Angina pectoris. Deutsche Gesellschaft für Kardiologie-, Herz- und Kreislaufforschung 6/2000, Version 1.3
- Leitlinien-Clearingbericht "Koronare Herzkrankheit" beschlossen durch die Erweiterte Planungsgruppe des Leitlinienclearingverfahrens am 12.12.02; hrsg. von der Zentralstelle der Deutschen Ärzteschaft zur Qualitätssicherung in der Medizin. Köln
- Guidelines: Management of stable angina pectoris. Recommendations of the Task Force of the European Society of Cardiology. European Heart Journal 1997; 18: 394-413
- Task Force of the European Society of Cardiology. Management of acute coronary syndromes: acute coronary syndromes *without* persistent ST segment elevation. Recommendations of the Task Force of the European Society of Cardiology. European Heart Journal, 2000; 21:1406-1432
- ACC/AHA Guidelines for Ambulatory Electrocardiography: Executive Summary and Recommandations. A report of the American College of Cardiology/ American Heart Association Task Force on Practice Guidelines. Circulation 1999; 100: 886-893
- ACC/AHA Guidelines for Coronary Angiography: Executive Summary and Recommendations. A Report of the American College of Cardiology/American Heart Association Task Force on Pratice Guidelines. Circulation 1999; 2345-2357
- ACC/AHA Guidelines for Percutaneous Coronary Intervention (Revision of the 1993 PTCA Guidelines). A Report of the American College of Cardiology/American Heart Association Task Force on Practice Guidelines. JACC vol 37 (8):2239f, [www.acc.org]
- Scottish Intercollegiate Guidelines Network. Secondary prevention of coronary heart disease following myocardial infarction: A National Clinical Guideline, SIGN 41: Edinburgh 2000 [www.sign.ac.uk]
- Scottish Intercollegiate Guidelines Network (SIGN), Nr 51: Management of Stable Angina, April 2001 [www.sign.ac.uk]

17

Die Leitlinien, die zugehörigen Leitlinienreporte und den allgemeinen Leitlinienreport finden Sie im Internet unter

www.pmvforschungsgruppe.de
> publikationen > leitlinien

oder auf den Seiten der ÄZQ:

Leitlinie:
www.leitlinien.de/leitlinienanbieter/index/
deutsch/qualitaetszirkel/index/hessen/
pdf/hessenkhk

Leitlinienreport:
www.leitlinien.de/leitlinienanbieter/
deutsch/pdf/hessenanginapectorisreport

Allgemeiner Leitlinienreport:
www.leitlinien.de/leitlinienanbieter/
deutsch/pdf/hessenleitlinienreport

18

Als ärztliche **Pharmakotherapiezirkel** bezeichnet man eine Gruppe von ca. 15 bis 20 Ärzten gleicher Fachrichtung, die sich regelmäßig über einen längeren Zeitraum (z. B. 8 mal innerhalb von 1,5 Jahren) trifft, um ihre Verordnungsweise auf der Grundlage der eigenen Verordnungsdaten zu reflektieren und in Bezug auf Qualität und Wirtschaftlichkeit zu optimieren. Die Teilnahme an den Zirkeln ist freiwillig. Das Angebot richtet sich insbesondere an Ärzte, die in ihren Verordnungskosten deutlich über dem Fachgruppendurchschnitt liegen („Hochverordner") sowie an "Praxisbeginner", die an rationaler hausärztlicher Pharmakotherapie interessiert sind.

Die Pharmakotherapiezirkel arbeiten nach dem Konzept der **datengestützten Qualitätssicherung**, d. h. jeder Teilnehmer erhält zu jedem Sitzungsthema ein schriftliches Feedback über seine Verordnungsgewohnheiten basierend auf der Analyse seiner Verordnungs- und in jüngster Zeit auch seiner Krankenscheindaten.

Dieses individuelle Feedback ist eingebettet in einen als Manual bezeichneten Bericht. **Manuale** sind zu den Sitzungsthemen erstellte Manuskripte, die die Zirkelteilnehmer ca. 14 Tage vor der Zirkelsitzung zugesandt bekommen. Die Manuale gliedern sich in die Punkte: Epidemiologie der Erkrankungen, Beschreibung der hausärztlichen Schlüsselfragen für das jeweilige Indikationsgebiet, Darstellung der Verordnungsanalyse, Erläuterung der aus der hausärztlichen Leitlinie abgeleiteten Indikatoren und Pharmakologie ausgewählter Arzneimittelgruppen. Im Manual werden die Verordnungsdaten jeder Praxis im Vergleich zu den einzelnen Kollegen des Zirkels sowie zum Durchschnitt des Zirkels und zum Gruppendurch-

schnitt der Moderatoren als eine in der Pharmakotherapie besonders qualifizierte Bezugsgruppe, anonymisiert dargestellt. Jeder Teilnehmer erhält außerdem mit dem Manual seine persönliche Arzneimittelliste.

Neben der Verordnungsanalyse zur Beschreibung des Status quo der Verordnungsweise, den evidenzbasierten Leitlinien als Grundlage für eine Bewertung der Verordnungsweise, gehört die **Evaluation** - die Wiederholung des Eingangs-Assessments nach Durchführung der Zirkel - zu den konstitutiven Elementen der datengestützten Qualitätssicherung. Anhand der Evaluation kann jeder Arzt erkennen, ob und in welcher Weise er sein Verordnungsverhalten verändert hat.

Die Verordnungsanalyse zeigt **Indikatoren** für Qualität und Wirtschaftlichkeit. Beide Gruppen – Teilnehmer und Moderatoren – können dadurch Abweichungen von den angestrebten Zielen einer rationalen Verordnungsweise erkennen. Auf der Grundlage einer alle handlungsrelevanten Aspekte einschließenden und damit umfassenden Beschreibung des Status Quo der Verordnungsweise werden im Sinne einer „objektivierenden Selbsterfahrung" das Auseinanderfallen von idealisierender Eigenwahrnehmung und Verordnungsrealität (der sogenannte performance gap) einerseits und die Diskrepanz zu den gemeinsam anzustrebenden Zielen andererseits diskutiert. Gemeinsam werden Strategien zur Veränderung von Verordnungsroutinen entwickelt. Die Indikatoren zur Darstellung der Verordnungsqualität werden aus den evidenzbasierten Leitlinien der Leitliniengruppe Hessen - Hausärztliche Pharmakotherapiezirkel abgeleitet (s. Literaturliste).

■ Krappweis H, von Ferber L, Alberti L. Erarbeiten von Behandlungsregeln - Standards zum Auffinden und Behandeln der Hypertonie. Ein Modellversuch zur Qualitätssicherung in der ambulanten Versorgung. In: Häussler B, Schliehe F, Brennecke R, Weber-Falkensammer H (Hrsg.), Sozialmedizinische Ansätze der Evaluation im Gesundheitswesen. Band 2, Kap. 16, Berlin, Heidelberg: Springer-Verlag: 1992: 135-145

■ von Ferber L, Alberti L, Köster I. Pharmakotherapiezirkel - ein Weg zur Verbesserung der Arzneimitteltherapie im Alter. In: Vogel HR, Hässner K, Gerhartz M (Hrsg.), Arzneimitteltherapie des älteren Menschen im Spannungsfeld zwischen Qualität und Kosten. Gustav-Fischer Verlag: 1993

■ von Ferber L, Alberti L. Pharmakotherapieberatung in ärztlichen Qualitätszirkeln. Deutsches Ärzteblatt 1993; 31: B91

■ von Ferber L, Alberti L, Köster I, Krappweis J. Drug utilization research in primary health care as exemplified by physicians' quality assessment groups. International Journal of Clinical Pharmacology, Therapy and Toxicology 1993; 30: 453-455

■ von Ferber L, Köster I. Qualitätsbewußte Arzneimitteltherapie ist wirtschaftlich. Köln, Leipzig: ISAB Verlag: 1994; Nr. 28

■ von Ferber L. Auditing Drug Therapy by Peer Review. The German Experience. Pharmacoepidemiology and Drug Safety 1994; 2: 195-200

■ von Ferber L. Foundations and goals of drug utilization research. In: International Journal of Clinical Pharmacoepidemiology and Therapeutics 1994; 32: 323-328

■ von Ferber L. Evaluation der Pharmakotherapiezirekl in der KV Hessen 1995/96. QualiMed 1997; 3: 27-34

■ von Ferber L, Bausch J. Qualitätssicherung durch Pharmakotherapiezirkel. Evaluation der Pharmakotherapiezirkel in der KV Hessen 1995/1996. Hessisches Ärzteblatt 1997; 7: 1-8

■ von Ferber L, Bausch J, Schubert I, Köster I, Ihle P. Pharmakotherapiezirkel für Hausärzte – Fortbildung in Pharmakotherapie. Z. ärztl. Fortbild. Qual.sich (ZaeFQ) 1997; 91: 762-772

■ von Ferber L. Wie spiegeln sich Risiken hausärztlicher Arzneimitteltherapie in der Verordnungsweise wider? In: Hart D. (Hrsg.), Arzneimittelrisiken: Kommunikation und Rechtsverfassung. Baden-Baden: Nomos-Verlag:1998; 31-50

■ von Ferber L, Köster I, Schubert I, Ihle P. Fortbildung in Pharmakotherapiezirkeln – eine evaluiertes Verfahren zur Optimierung der Arzneimitteltherapie. In: Badura B, Siegrist J. (Hrsg.), Evaluation im Gesundheitswesen. Weinheim, München: Juventa-Verlag: 1999; 149-162

■ von Ferber L, Bausch J, Köster I, Schubert I, Ihle P. Pharmacotherapeutic Circles. Results of an 18-Month Peer-Review Prescribing-Improvement-Programme for General Practitioners. Pharmacoeconomics 1999; 16: 273-283

■ von Ferber L, Köster I, Schubert I, Ihle P. How to set up and run prescribing quality study groups for general practioners including problems and outcomes. In: McGavock H (Hrsg.), Handbook of Drug Use Research Methodology. The United Kingdom Drug Utilisation Research Group. New Castle upon Tyne: 1999

■ Köster I, Schubert I, von Ferber L, Ihle P. Prescription analysis of drug therapy in old age in GP's surgeries. Abstract zur 7. Jahrestagung der GAA in Jena, 17.4.1999; Int J of Clin Pharmacol Therapeutics 1999; 37:469

■ Prüß U, von Ferber L, Köster I. Drug prescriptions and patient expectations – results of a patient survey. Abstract zur 7. Jahrestagung der GAA in Jena, 17.4.1999; Int J of Clin Pharmacol Therapeutics 1999; 37: 471

■ Schubert I, Ihle P, Köster I, von Ferber L. Markers to analyse the prescribing of non-steroidal anti-inflammatory drugs in ambulatory care. A guide to pursuing rational and safe prescribing. Eur J Clin Pharmacol 1999; 55: 479-486

■ von Ferber L, Köster I, Prüß U. Was Patienten wünschen und was Ärzte verordnen. Die Ersatzkasse 2000; 10: 393-398

■ Schubert I, Köster I, von Ferber L. New drugs – the two fold dilemma for doctors. Abstract zu 8. Jahrestagung der GAA in Berlin, 31.3.2000; Int J of Clin Pharmacol Therapeutics 2000; 38: 366

■ Schubert I, Köster I, von Ferber L. Die Verordnung neuer Arzneimittel - ein Thema für Pharmakotherapiezirkel. In: Klauber J, Schröder H, Selke G (Hrsg.), Innovation im Arzneimittelmarkt, Berlin: Springer-Verlag: 2000; 145-168

■ PMV forschungsgruppe. Pharmakotherapiezirkel zur Sicherung von Qualität und Wirtschaftlichkeit der Arzneitherapie der Hausärzte. Eine gemeinsame Maßnahme der KV Hessen und des VdAK Hessen. Ergebnisbericht der Forschungsgruppe Primärmedizinische Versorgung, Universität zu Köln Oktober/November 2001

↘ Veröffentlichungen zur Arbeit der
   Pharmakotherapiezirkel und Leitliniengruppe

- Schubert I, Köster I, Ihle P, von Ferber L. The development of indicators to assess the quality of prescribing of lipidlowering drugs. An example taken from the pharmacotherapeutic quality circles in Hesse. Int J of Clin Pharmacol Therapeutics 2001; 39: 492-498

- Herholz H. Qualitätssicherung und Qualitätsmanagement in der ambulanten Versorgung am Beispiel Hessen. Bundesgesundheitsbl - Gesundheitsforsch - Gesundheitsschutz 2002; 45: 249-259